腸スッキリ！

細切り寒天健康法

ボケや生活習慣病を防いで
100歳になってもイキイキ生活！

鶴見隆史

はじめに

全身の健康度はうんちの量と質でわかる!

自分の健康状態を把握する尺度として、私たちは、よく「健康診断の結果」を話題にします。

なるほど定期検診などの結果を見ると、健康の尺度がいろんな数字で示されています。血圧、血中脂肪値、肝機能値などなど……。それらの数字を見て、「正常だ」「いや、高すぎだ」と一喜一憂しているのが現代人です。

しかし、健康診断の結果だけで、自分の健康状態がわかったような気になるのは少し考えものです。

例えば、さまざまな検査値の中でも、話題に上ることが多いものに血糖値があります。血液検査を受けて血糖値が正常だったとしましょう。たいていの人は「よかった。自分は糖尿病ではない」と胸をなでおろすはずです。

しかし、一般的な血糖値の検査には「落とし穴」もあるのです。

食後の血糖値が急上昇して血管を傷めつける「血糖値スパイク」（インスリンスパイク）は、糖尿病でない人にもよく起こる現象です。ですが、定期検診ではほとんど見つけることができません。

この血糖値スパイクは、現在、高齢化の進むスピード以上に増えている認知症や生活習慣病や肥満の大きな原因ともいわれています。


こういう話をすると、「では、いったいどうしたらいいんだ？」と思うかもしれません。

でも、ちょっと待ってください。わざわざ健康診断を受けてみるまで、自分自身の健康状態はわからないのでしょうか？　それに、健康診断で異常が見つかったとしたら、あなたはどうするのですか？

現代の日本人は、健康診断で「病気です」と宣告されるのをただひたすら待ち、いざ病気といわれたら、薬による治療を受け始めるだけの人がほとんどです。しかし、そういう生き方は、全然「健康的」とはいえません。

健康診断で異常が見つかる前に、自分で自分の体調を把握し、病気を防ぐような生き方をしてこそ健康になれるのです

もちろん私も、血液検査などの結果を無視してよいとはいいません。しかし、滅多に受けない健康診断よりも、もっと身近で、日々、健康のバロメーターにできるものが、そこにあるではありませんか？

そう！　それは「うんち」（大便）です。

あなたは、毎朝よいうんちが出ているでしょうか？

意識していなかった人は、明日から、それを健康の尺度だと思ってください。

よいうんちは、1日に1回以上、朝を中心にたっぷりと出ます。便の状態が

よければ、1日に2~3回でもかまいません。

よい便の状態というのは、見かけ上、色が黄色っぽくて、適度な水分を含んでおり、バナナのように長く太い形を作って出てきます。そして、よい便のにおいは、一般に思われているほど臭くはありません。

このうんちには、私たちの体の「根っこ」である腸の健康状態が表れています。腸の健康状態とは、すなわち「腸内環境」です。最近、ようやく多くの人が注目してくれるようになった腸内環境は、体の根っことして全身の健康状態を左右します。

腸内環境が良好に保たれていると、大腸がんになりにくいことはご存じでしょう。しかし、それだけではありません。私がおすすめする方法で腸内環境を整えていけば、皆さんがふだん気にしている血糖値や血圧、血中脂肪値、肝機能値なども、おのずと安定して、正常値になっていきます。

その腸内環境の良し悪しがわかるのが、まさにうんちなのです。

健康になりたければ、腸を元気にして、よいうんちがたっぷり出る食生活を送ることが大事です。

快便の秘けつは、ご存じのとおり「食物繊維」をたっぷり摂ることです。

私は、健康の維持に欠かせない「酵素」がたっぷり摂れることからも、生野菜や果物を中心にすえた食事をおすすめしています。

生野菜や果物を、毎食のメインディッシュのつもりでどしどし食べれば、食物繊維の摂取量も増えます。それだけでも、あなたの便はみるみる「よいうんち」に変わっていくはずです。

ですが、現代人の食生活では、よいうんちを生み出し、腸を元気にしてくれる「食物繊維」が、圧倒的に足りていません。

最近の、日本人の食物繊維摂取量を確認しておきましょう。

食物繊維は、成人男性で1日20グラム以上、成人女性で1日18グラム以上、摂取することがすすめられています。しかし、実際に日本人が食べている量は、平均14・4グラム程度。推奨されている摂取基準にまったく達していません。

最近の日本では、大腸がんが急増しているだけでなく、糖尿病などの生活習慣病も増加、アトピーのようなアレルギー性疾患も蔓延しています。

この原因は、食物繊維が足りていないために、体の「根っこ」である腸内環境が極めて劣悪な状態になっているからなのです。

しかし、この「1億〈腸〉不健康状態」を改めるには、なんにも難しいことをする必要はありません。本来ならもっと食べているべき食物繊維の摂取を、大幅に増やすだけでいいのです。では、そのためには何をすればいいか?

ズバリ、「寒天の利用」なのです。

私は、昔から寒天の素晴らしさに着目し、患者さんに指導するメニューにも必ず寒天を取り入れてきました。

このところ、その寒天が非常に注目されるようになり、「寒天入りのみそ汁」などが話題になったことをご存じでしょう。私にも、患者さんにすすめている「寒天ごはん」を雑誌で解説する機会がありました。

「おっ、寒天にスポットが当たってきたか！」とうれしく思っているところです。寒天という素晴らしい食材への親しみを、一過性のブームで終わらせたくないものです。

特に最近人気になっているのが、「糸寒天」や「サラダ寒天」として親しまれている細切り寒天。食事に取り入れやすいので、ぜひ試してみてください。

寒天の素晴らしさについては、本文でも詳しく述べていきますが、一番の魅力は何といっても「食物繊維のかたまりである」ということに尽きます！

健康によい食物繊維のかたまりを、ふだんの食事で無理なく摂れるからいいのです。

寒天は、１００％テングサなどの海藻からできており、成分の約80％が食物繊維です。したがって、1日に８グラムほど食べれば、６グラム以上、食物繊維の摂取を増やすことができます。つまり、平均的な日本人なら、日頃の食物繊維の不足を補い、摂取基準をクリアできることになるわけです。

ただし、これはあくまで摂取基準の話で、食物繊維の摂取はもっともっと増やしていくのが望ましい、と私は考えています。食物繊維は、1日に30グラム、40グラムと、摂れば摂るほど体によいからです。

毎日、食物繊維をたくさん摂るほど、生活習慣病や認知症は遠ざかり、高齢化社会で誰もが望んでいる健康長寿が近づいてきます。

食物繊維の宝庫である「寒天」をどんどん食べて、快便と健康を手にしていただけたらうれしく思います。

第3章　現代人の健康の切り札「細切り寒天健康法」

第4章 食物繊維が生み出す腸内のミラクル物質「短鎖脂肪酸」

第5章　現代の日本人に難病が増えた原因は食物繊維不足

第6章　健康長寿の大敵——間違いだらけの戦後栄養学

第1章

伝統食・寒天こそ
健康長寿とＰＰＫの切り札

寒天を食べたら便がどっさり出て頭痛、肩こりが解消

皆さんは、寒天という食べ物にどんなイメージを持っているでしょうか？最近人気になった「寒天ゼリー」などを思い出し、ダイエットと結びつけて考える人も多いかもしれません。

しかし、それだけではありません。寒天は、昔から便秘の解消などに役立つ食べ物として人気があります。

雑誌やテレビなどでも、しばしば「寒天健康法」「寒天ダイエット」が取り上げられ、寒天ブームを起こすときがあります。

そうした記事や番組では、寒天のどんなメリットをうたっているでしょうか。

メディアの寒天特集では、さまざまな体験者の声が紹介されることもあります。例えば、「寒天を食べたら、どっさり便が出て便秘が解消」とか、「食前に

寒天を食べたら、無理なく何キロやせた」といった声です。

積極的に寒天を食べたら、それまで悩まされていた頭痛や肩こりが、すっきり解消してしまったなどの声も珍しくありません。

寒天は、私たちの体に、実に幅広いメリットをもたらしてくれるのです。

「たかが寒天で?」と思うでしょうか?

いや、そんなことはありません。寒天を食べて体調がよくなる人が多いのは、寒天という食べ物の特徴から、実は当然のことなのです。

寒天は「腸内環境を整える食物繊維が、あらゆる食品の中でズバ抜けて多い」という、素晴らしい特長を持つ食べ物です。

また、寒天は極めて低カロリーでもあります。そこから、ダイエットに利用されることも多いわけですが、やせる効果は、あくまで「寒天パワー」のごく一部に過ぎません。

万病に効く鶴見式食事法の「影の主役」も寒天

寒天ダイエットをする場合も、「やせることだけを考えないでほしい」と思います。特に、寒天の低カロリーだけに着目した、無理なダイエットは感心できません。

寒天は、食後に水分を吸収して膨らむので、満腹感を得られる食材です。食べ過ぎを自覚している人が健康的にやせたいなら、食事の少し前に寒天を食べて、食べる食事の量を抑えやすくするといいでしょう。

しかし、カロリーが低いからやせる、と考えるのは間違いです。

寒天をたくさん食べると腸内環境が整うので、「結果として減量のおまけもついてくる」と考えるべきです。つまり、「ほかの食べ物を我慢しなくても、自然とやせる」のが、寒天のいいところなのです。

ふだん食物繊維が足りていない人なら、今の食事を変えないまま、寒天を取り入れるだけでも「快便」が期待できます。

そして、よいうんちの習慣が続くことで、結果的に適正体重になり、体調がよくなっていくのです。


私のクリニックに通っている患者さんや、元患者だった人たちは、食事にたっぷり寒天を取り入れています。ごはんに寒天などを炊き込んで「食物繊維たっぷりの主食」にしているからです。

その寒天ごはんとともに、生野菜や果物を中心としたメニューを摂ることで、バランスよく生命力を高めていくのが「鶴見式食事法」です。

クリニックに来る患者さんたちは、がんをはじめとする、治療の難しい病気を抱えている人がほとんどです。それでも食事で、さまざまな不調が解消していきます。ですから、半健康の人が健康に、健康な人はより健康になれること間違いありません。

寒天は、ごはんの中に炊き込むと、ほとんど目立たなくなります。しかし、主食のごはんを、こうしておいしく食べるだけで、食物繊維の摂取量がぐんと増えるメリットがあります。

食物繊維に着目すれば、寒天こそ、私のすすめる食事で「縁の下の力持ち」「影の主役」を演じている食べ物なのです。

ちなみに、寒天ごはんは、主に玄米を炊いて作ります。正しい方法で玄米や五分づき米を食べると、白米よりも多くの食物繊維が摂れます。

長野の例に見る、食事と健康長寿の密接な関係

ところで、わが国には長寿で知られる地域がいくつかあります。ここで、その中から長野県にスポットを当ててみましょう。

長野県は、「減塩運動」などの取り組みを通じて、県民の健康レベルを底上

げしてきた実績でよく知られています。

最新の都道府県別生命表（厚生労働省、平成27年）で、各県の平均寿命を見てみると、長野県は、やはり全国ナンバーワンの長寿県。男性が全国2位（81・75歳）、女性が1位（87・675歳）となっています。

ちなみに、この統計の時点で、男性の平均寿命1位は滋賀県（81・78歳）、女性の2位は岡山県（87・673歳）です。また、全国民の平均寿命は、男性80・77歳、女性87・01歳となっています。

ただし、この長野も、昔から長寿県だったわけではありません。

さかのぼって1965年の調査結果を調べてみると、長野県の男性の平均寿命は全国9位（68・45歳）、女性はなんと26位（72・81歳）だったのです。

その頃、長野の人たちが決して「長寿」でなかったのは、脳卒中による死亡率が全国ワースト1位だったことが大きな理由です。

その脳卒中の最大のリスクは高血圧。そして、高血圧といえば塩分の摂り過ぎとの因果関係が知られています（ただし、こういう場合に「塩分」というのは、化学的に精製された食塩＝塩化ナトリウムのことです）。

そこで、長野の人々は、県を挙げて「減塩運動」などに取り組みました。その成果が、「日本一の長寿県」という現在の姿なのです。そして、長野県は1人当たりの医療費でも現在、全国最低レベルです。

食事と健康の間に密接な関係があることが、この長野の例からもわかります。

また、長野県といえば、「ピンピンコロリ（ＰＰＫ）」という標語を生んだ土地でもあります。この言葉、今でこそ広く知られていますが、使われ始めたのは40年も前のこと。下伊那郡の高森という町で、中高年住民に体操を普及する活動の中で、キャッチフレーズとして誕生したそうです。

ＰＰＫには、「年を取って亡くなる直前まで、元気に活動できる健康状態を保とう」という意味があり、現在、国が目指している「健康長寿」を先取りした標語と考えてもよいでしょう。

平均寿命

(単位：年)

順位	男		女	
	都道府県	平均寿命	都道府県	平均寿命
…	全　国	80.77	全　国	87.01
1	滋　賀	81.78	長　野	87.67 (87.675)
2	長　野	81.75	岡　山	87.67 (87.673)
3	京　都	81.40	島　根	87.64
4	奈　良	81.36	滋　賀	87.57
5	神奈川	81.32	福　井	87.54
6	福　井	81.27	熊　本	87.49
7	熊　本	81.22	沖　縄	87.44
8	愛　知	81.10	富　山	87.42
9	広　島	81.08	京　都	87.35
10	大　分	81.08	広　島	87.33
11	東　京	81.07	新　潟	87.32
12	石　川	81.04	大　分	87.31
13	岡　山	81.03	石　川	87.28
14	岐　阜	81.00	鳥　取	87.27
15	宮　城	80.99	東　京	87.26
16	千　葉	80.96	奈　良	87.25
17	静　岡	80.95	神奈川	87.24
18	兵　庫	80.92	山　梨	87.22
19	三　重	80.86	香　川	87.21
20	香　川	80.85	宮　城	87.16
21	山　梨	80.85	福　岡	87.14
22	埼　玉	80.82	宮　崎	87.12
23	島　根	80.79	佐　賀	87.12
24	新　潟	80.69	静　岡	87.10
25	福　岡	80.66	兵　庫	87.07
26	佐　賀	80.65	高　知	87.01
27	富　山	80.61	三　重	86.99
28	群　馬	80.61	長　崎	86.97
29	山　形	80.52	山　形	86.96
30	山　口	80.51	千　葉	86.91
31	長　崎	80.38	山　口	86.88
32	宮　崎	80.34	愛　知	86.86
33	徳　島	80.32	群　馬	86.84
34	茨　城	80.28	岐　阜	86.82
35	北海道	80.28	愛　媛	86.82
36	沖　縄	80.27	鹿児島	86.78
37	高　知	80.26	北海道	86.77
38	大　阪	80.23	大　阪	86.73
39	鳥　取	80.17	埼　玉	86.66
40	愛　媛	80.16	徳　島	86.66
41	福　島	80.12	和歌山	86.47
42	栃　木	80.10	岩　手	86.44
43	鹿児島	80.02	福　島	86.40
44	和歌山	79.94	秋　田	86.38
45	岩　手	79.86	茨　城	86.33
46	秋　田	79.51	栃　木	86.24
47	青　森	78.67	青　森	85.93

日本一の長寿県・長野は「寒天」の製造でも日本一

「ＰＰＫ」という言葉は、本来、運動の重要性を伝えるために使われ始めたものですが、長野には県民の健康長寿を支えているさまざまな特徴があります。

農業など仕事を持っている高齢者の割合が多いことや、地域での生涯学習がさかんなこと、その結果「自分たちで健康を守る」という意識が非常に高いことなどが挙げられています。

そして、食習慣でも、ほかの都道府県には見られない特徴があります。

例えば、名物である信州そばの摂取や、キノコの摂取が多く、生活習慣病の予防によい「粗食」の傾向も、長寿につながっているといわれます。

そして、興味深いことに長野では「寒天」の摂取も多いのです。

寒天の製造量が日本一多いのも、実は長野県。長野の人たちは、昔から身近にあった寒天に、いわば「県民食」として親しんできたといいます。

寒天出荷額（平成28年）

順位	都道府県	出荷量	出荷額	割合
1	長　野	2,239,233kg	87.9億円	89.0%
2	東　京	58,651kg	2.4億円	2.5%
2	岐　阜	43,012kg	2.4億円	2.5%

さらには、減塩運動などと同様、地元の名産である寒天の素晴らしさを改めて見直し、たくさん食べようという運動も展開されてきたそうです。

しかし、テングサなどを原料としている寒天作りが、山国である長野県で盛んだというのは、少し不思議な感じがすると思います。海藻を原料とした海産物なら、普通は海沿いで加工したほうが便利なはずです。

実は、「寒天といえば長野」になったのには理由があります。

寒天作りには、長野の自然環境が最適だったのです。

長野の冬は、気温が低く乾燥しており、晴天が続きます。そして、豊富なよい水に恵まれていることも、寒天作りに理想的です。

寒天をたっぷり食べると、先述したように腸内環境がよくなり、よいうんちが出て、それに伴って生活習慣病などが改善していきます。そうした生活を続けていると、いきおい長寿になるのでしょう。

この長野のケースからも、寒天の健康パワーがうかがえるのではないでしょうか。

食物繊維のかたまり「寒天」と、私たちの健康の間には、やはり軽視できない関係がある、といえそうです。

「寒天」と「ところてん」は同じもの？

ところで、寒天というと、「ところてん」を連想する人が多いと思います。寒天とところてんは同じものと思っている人も多いかもしれません。

実は、寒天とところてんの関係は、高野豆腐（凍り豆腐）と豆腐のようなものです。寒天というのは、もともと、ところてんを寒気の中で凍結乾燥させたものだからです。

要するに、ところてんの水分を飛ばせば寒天になるわけで、それを同じものだといっても、あながち間違いではないということです。

ただし、寒天とところてんでは、食卓での使われ方に違いがあります。

料理に使われるのは、主に寒天のほうです。

例えば「寒天よせ」のように、さまざまな食材をゼリー状の寒天で固める調理法がよくあります。また、健康やダイエットを目的に、ごはんを「かさまし」する素材も寒天です。

一方のところてんは、軽食かおやつ的な食べ物。

地方によってさまざまな食べ方がありますが、関東では、酢醤油で食べるのが一般的でしょう。好みによって、少しからしを添えたりもします。

さっぱりした酢醤油で、ツルッとすするところてんは、東京では夏場に涼をとる軽食的な存在です。

一方、関西では昔から、黒蜜とともに甘味のおやつとして、ところてんが食べられてきました。


寒天やところてんの原料は、テングサやオゴノリといった海藻（紅藻類）です。これらの海藻を煮て溶かし、そのときにできるゼリー状の成分を冷まして固めたものが「ところてん」、それを凍結乾燥したものが「寒天」です。

テングサやオゴノリを煮たときに出てくる、ゼリー状の成分を「寒天質」といいます。つまり、寒天もところてんも寒天質からできているということになり、成分から見ても両者の親戚関係ははっきりしています。

食事に寒天を取り入れるのと同様、おやつにはところてんをどんどん食べるとよいでしょう。

そういえば、魚などの煮汁が固まった「煮こごり」も、煮て冷ますとできるゼリー状の成分なので、ところてんと似ている感じがします。

しかし、煮こごりはゼラチンというたんぱく質が主成分なのに対して、寒天質はほとんどが食物繊維でできています。寒天をたくさん食べれば便秘が解消しますが、煮こごりを食べても便秘は治りません。

寒天は、いつ頃、どのようにできた食べ物？

では、寒天という食べ物を、私たちはいつ頃から食べてきたのでしょうか？

ここで、少し歴史をひもといておきましょう。

そもそも歴史的には、寒天の前に、ところてんが作られていました。

寒天はところてんを凍らせて作るので、当然といえば当然ですが、ところてんが大陸から伝わってきたのは、仏教の伝来と同じ頃だといいます。初めは、精進料理の一種だったと考えられています。

文献としては『大宝律令』（701年にまとめられた奈良時代の法令集）に、献上品のひとつとして「心太」が登場します。

初めは宮廷などで、珍しいぜいたくな食べ物として食べられていたところんが、庶民にも楽しめるようになったのは江戸時代になってからのようです。

そして、その江戸時代の初めに、日本で寒天ができました。今から400年近く前のことです。

寒天ができた経緯として、こういう話が伝わっています。

今の京都府南部にあたる山城の国の伏見で、美濃屋太郎左衛門という人物が旅籠を営んでいました。

その旅籠に、ある冬、参勤交代の道中だった薩摩藩の殿様が泊まることになりました。殿様が泊まる本陣に選ばれるということは、格式の高い旅館だったのでしょう。

そして、薩摩藩の一行をもてなすために準備したご馳走の中に、ところてんの料理もありました。

その日、旅籠の者は料理の残りものを屋外に処分しました。そして、数日後に太郎左衛門が気づいたときには、真冬の寒さで凍ったところてんが自然に乾燥し、白い半透明の乾物になっていたということです。

見つけた乾物を試しに煮て食べてみると、どうやらうまかったようです。そして美濃屋は、その作り方を研究し、ところてんの乾物として売り出したということです。

おもしろい話ですが、本当に捨てておいて凍ったものを食べたのかどうかはともかく、寒天は、こうして江戸時代に日本でできたわけです。

美濃屋が売り出したところてんの乾物は、中国（明）からやってきた隠元禅師という坊さんに「寒天」と名付けられ、やがて各地に広まっていきました。

信州（現在の長野県）で寒天作りが始まったのは、江戸時代の天保年間（１８３１〜１８４５年）とされています。そして、長野県内でも、寒天といえば諏訪地方の茅野市が有名です。

その始まりは、小林粂左衛門という人物が、出稼ぎに行った先の丹波地方（今の兵庫県東部）で、寒天作りを知ったことです。

粂左衛門の郷里だった諏訪地方は、寒天が作られていた丹波と気象条件などがよく似ていました。そこから、寒天作りはふるさとの農家の冬場の副業になると彼は考えました。そして、寒天の製造法を学んで郷里に帰り、寒天作りを始めたということです。

さて、寒天の成り立ちに詳しくなったところで、次項からは、寒天にどんな健康効果があるのかを大まかに説明していきましょう。

寒天ほど食物繊維の豊富な食材はほかにない

すでに述べたように、寒天は100%、テングサやオゴノリといった海藻が原料の食べ物です。そして、成分の80%が食物繊維からできています。

この食物繊維が、腸内環境を整えてくれることはすでにおわかりのとおりです。では、食物繊維とは、そもそもどんな成分なのでしょうか?

食物繊維は、5大栄養素（糖質、脂質、たんぱく質、ビタミン、ミネラル）と並んで重要な食品成分なので、「第6の栄養素」と呼ばれます。

食品に含まれている栄養成分を確認するには、文部科学省が公表している『日本食品標準成分表』が広く用いられます。食物繊維は、その『成分表』の中では、炭水化物の一部として記載されています。

炭水化物と糖質は、同じものだと思われがちですが、厳密には定義が違います。

炭水化物のうち、人間の消化酵素で消化できる成分が「糖質」です。そして、それ以外の、消化できないものが「食物繊維」と呼ばれているのです。

炭水化物は、植物の体を作っている最も基本的な構成成分です。人類は、太古から「それ」を食事の中心として食べてきました。そして、そのうち、糖質はエネルギーとして利用し、食物繊維で腸のクリーニングをしてきたのです。

食物繊維は、長い間、栄養として吸収されないから「体には不要なカスである」と考えられてきました。しかし、それはとんでもない勘違いでした。

食物繊維というのは、たくさんの糖質がつながってできた、非常に長い鎖のような分子です。消化管の中で消化されないこの「掃除屋」が、人類の腸のクリーニングを一手に引き受けてきたのです。

表を見ていただけば一目瞭然ですが、寒天に含まれている食物繊維の割合は、

100gあたりに食物繊維が多く含まれている食品の順位

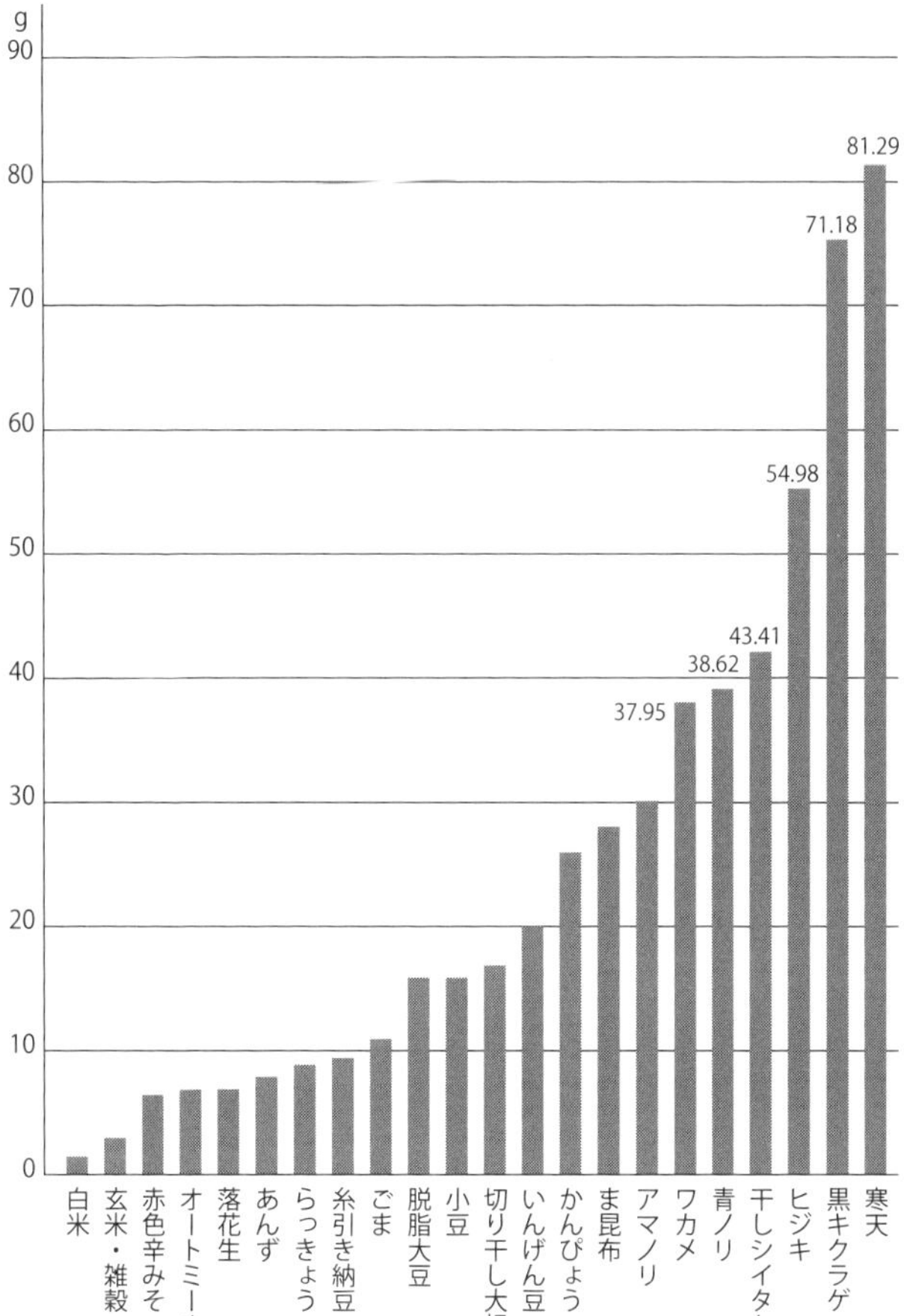

あらゆる食品の中でダントツ一番です。

その意味で、「寒天は腸の掃除屋である」といえるのです。

寒天の水溶性食物繊維アガロース

寒天には、現代人の食生活で不足しがちなミネラル（カルシウムや鉄など）も含まれています。しかし、主役はなんといっても「食物繊維」です。

食物繊維には2つのタイプがあります。

聞いたことがある人も多いと思いますが、水に溶けにくいタイプと、水に溶けやすいタイプがあるのです。前者が「不溶性食物繊維」、そして後者が「水溶性食物繊維」と呼ばれています。

これらは、いずれも腸内環境をよくするのに欠かせない成分ですが、大まかに役割の違いをいうと、不溶性食物繊維は「便通」をよくし、水溶性食物繊維は腸内の「善玉菌」を増やすのに役立っています。

　寒天には、この不溶性食物繊維と水溶性食物繊維が、両方バランスよく含まれています。


　不溶性食物繊維というのは、主に植物の細胞壁（動物にはない、細胞の殻のような組織）を作っている成分で、セルロース、ヘミセルロース、リグニンなどの種類があります。豆類や、乾物などに多く含まれています。

　一方、水溶性食物繊維は、主に植物の細胞の中や、分泌する成分の中に含まれている食物繊維。ペクチン、イヌリン、マンナン、アルギン酸などの種類があり、食品によって含まれている成分に特徴があります。

　例えば、ペクチンはリンゴなどの果実、イヌリンはごぼう、キクイモをはじめとする野菜などに含まれています。マンナンはコンニャク、アルギン酸は海藻類に特徴的な水溶性食物繊維です。

しかし、ほかの果物・野菜にもペクチンやイヌリンをはじめとする水溶性食物繊維は含まれています。ですから、種類を気にせず果物や野菜をどしどし食べれば、食物繊維はしっかり摂取できます。

そのうえで寒天を食べれば、まさに鬼に金棒です。

寒天に含まれている水溶性食物繊維は、主にアガロースという成分で、ほかにアガロペクチンという成分も含まれています。

アガロースもアガロペクチンも、基本的な働きはほかの水溶性食物繊維と同じです。

なお、食物繊維は基本的に人間の消化酵素で分解されませんが、アガロースのごく一部は、胃酸で分解されてアガロオリゴ糖という物質に変化します。この物質には、抗がん作用があるといわれています。

第2章

生活習慣病を撃退する食物繊維のパワー

高い血圧を下げて安定させるパワーがある

では、食物繊維、特にアガロースをはじめとする「水溶性食物繊維」が、いかに素晴らしいパワーを秘めている栄養素なのかを見ていきましょう。

食物繊維が便秘の解消やダイエットに役立つことはご存じのとおりです。しかし、本当に特筆すべき特徴は、多くの現代人を悩ませている「生活習慣病」の予防・改善に役立つということです。

そこで、メタボの御三家である「高血圧」「糖尿病」「脂質異常症」に対する食物繊維の効果から説明していきたいと思います。

まず、食物繊維には「血圧」を下げてくれる作用があります。

水溶性食物繊維のうち、アルギン酸やペクチンには直接血圧を下げる働きがあることが明らかになっています。

野菜、果物、海藻類などに豊富な水溶性食物繊維は、腸の中で余分なナトリウム（血圧を上げる作用を持つミネラル）を包み込み、体外に排出する働きがあります。そのため水溶性食物繊維は、塩分の摂り過ぎによる高血圧を防いだり、改善したりするのです。

水溶性食物繊維によるこの血圧降下作用は、ラット（実験用の大型ネズミ）を使った動物実験で確認されています。

実験には、普通のエサを食べても自然に血圧が上がる実験用ラットが使われました。

そのラットたちの血圧が１８０ミリに上がったところで、２つのグループに分け、一方には食塩（塩化ナトリウム）を１％加えたエサを与え、もう一方には同じ量の食塩とアルギン酸カリウムを加えたエサを与えました。

こうして２種類のエサを与えた結果、食塩だけを加えたエサを食べたラットたちは、血圧が平均14ミリ上昇しました。一方、エサに食塩だけでなくアルギン酸カリウムも加えたラットたちは、血圧が20ミリ下がったのです。

このアルギン酸カリウムという物質は、水溶性食物繊維の1つである「アルギン酸」のことだと理解してください。

アルギン酸カリウムは、体内でアルギン酸と、ミネラルの1つであるカリウムに分解されます。そして、アルギン酸は腸内でナトリウムを包み込み、そのまま便とともに排出されていきます。

実際に実験でも、アルギン酸カリウムを与えたラットの便は、ナトリウムの量が約2倍に増えていました。

水溶性食物繊維は、このようにして、血圧を上げる余分なナトリウムを体外に排出し、高血圧を改善・予防してくれるのです。もちろん、寒天のアガロースにも同様の働きがあります。

血糖値の急上昇を防いで糖尿病を予防・改善する

次に、食物繊維は「血糖値」を下げて、安定させてくれます。

これは、糖尿病の患者さんに専門医がすすめる「食べる順番療法（食べ順）」や、食後の血糖値を上げない食べ方として知られるようになった「ベジファースト（サキベジ）」でおなじみの効果です。

食べ順やサキベジのように、食事をおかず（特に野菜）から先に食べると、主食のごはんに含まれている糖質の吸収がゆるやかになります。その結果、食後の急激な血糖値の上昇（血糖値スパイク）を防ぐことができるのです。

肉・魚料理や主食の前に、たっぷり野菜を食べるようにすると、主に2つの効果が得られて、糖尿病の予防・改善につながります。

1つは「食べ過ぎ」を防ぐ効果です。

たくさん野菜を食べると、その間に脳の満腹中枢が刺激され、その後に食べるおかずやごはんを食べ過ぎずにすむ（ドカ食いしなくなる）ようになります。食べ過ぎは、肥満を招いて、メタボリック症候群（高血圧、高血糖、血中脂質異常）の原因になります。その食べ過ぎをうまく抑えられるので、糖尿病だけでなく、高血圧や脂質異常症の予防・改善につながります。

2つめは、食事に含まれている「糖質の吸収」を穏やかにする効果です。野菜をたっぷり食べると、たくさんの食物繊維が摂取できます。すると、その食物繊維がバリアのようになって、小腸の壁からの糖質の吸収を遅らせます。その結果、食後に急激な血糖値の上昇が起こらなくなり、糖尿病を防いだり、糖尿病の人の血糖値のコントロール状態をよくしたりするのです。

実は、これらの効果は、野菜たっぷりだけでなく「寒天たっぷり」でも得ることができます。サラダや具だくさんのみそ汁に寒天を入れ、寒天を炊き込んだごはんを食べると、ほかの食品からの栄養の摂り過ぎが防げますし、血糖値の上昇がゆっくりになるのです。

血中コレステロールのバランスをよくする食物繊維

さらに、食物繊維は「血中脂質」のバランスを改善してくれます。

血液中の脂肪分（血中脂質）には、中性脂肪、ＬＤＬコレステロール（いわゆる悪玉コレステロール）、ＨＤＬコレステロール（善玉コレステロール）があります。

生活習慣病の１つである脂質異常症は、中性脂肪かＬＤＬコレステロールの量が基準値より多い場合と、ＨＤＬコレステロールが基準値より少ない状態をいいます。

動物の肉など、脂肪分の多い食べ物を摂り続けていると、メタボになりやすいことはご存じだと思います。

特に日本人は、大昔から獣肉をほとんど食べてこなかったため、脂肪分を蓄える能力が低い体質をしています。欧米人のような食事には向いていないのです。

欧米人には、信じられないような肥満体でも、血圧、血糖値、血中脂質に異常の見られない人が多いのに対して、日本人は少し太っただけでもメタボになります。

脂質異常症にならないためには、高脂肪の食事は避けるべきなのです。まして食物繊維の助けなく、高脂肪食を摂るのはいけません。

食物繊維をたっぷり摂ると、腸からの余分な脂質の吸収を防ぎ、便と一緒に排出してくれます。

コレステロールに関しては、少し事情が複雑です。

ＬＤＬコレステロール値の高い人の多くが、コレステロールの多い食べ物を摂っているわけではありません。

コレステロールはホルモンや細胞膜の材料として重要なので、食事からの摂取とは関係なく、体内で合成されているからです。

血中コレステロールのバランスを改善するには、「食物繊維の不足」を解消しなければなりません。

食物繊維は、食事の中のコレステロールだけでなく、消化液の胆汁に含まれているコレステロールの再吸収を防いで、コレステロール値を安定させます。

胆汁は、肝臓で作られ、胆嚢から十二指腸に分泌される消化液です。消化酵素は含まれていませんが、脂質を水分に溶けやすい形にして消化・吸収しやすくします。

その成分である胆汁酸にはコレステロールが含まれ、十二指腸で役目を終えると大部分が再吸収され、肝臓で再利用されます。たっぷり食物繊維を摂ると、コレステロールを含む胆汁酸の再吸収が減って、LDLコレステロール値を安定させる効果があるのです。

食物繊維の摂取が多いほど、やせて、きれいになる

食物繊維の摂取が不足していると、高血圧、糖尿病、脂質異常症が起こりやすくなります。これは同時に、太りやすくなるということでもあります。どういうことなのか、改めて整理してみましょう。

①塩分の過剰でむくむ

塩気（ナトリウム）の多いものを食べ過ぎた後は、血圧が上がりやすいだけでなく、顔や手足がむくんだりします。

体内がナトリウム過剰の状態になると、そのナトリウム濃度を薄めるために、より多くの水分が体内に滞るからです。余分な塩分の排泄を促す食物繊維が不足していると、体のむくみが解消されにくくなるのです。

②糖質の吸収が速くなって太る

糖質は体の主なエネルギー源ですが、すぐに使われない分はグリコーゲンとして筋肉や肝臓に蓄えられます。さらに、余分な糖質は中性脂肪に変化して肝臓のほか、脂肪組織に蓄えられます。

先ほど説明したように、食物繊維は糖の吸収をゆるやかにします。その食物繊維が足りないと、食べた糖質がどんどん吸収されて高血糖になるだけでなく、その分、脂肪組織にたくさんの中性脂肪が蓄えられて太ってしまうのです。

③カロリー過多になり太る

食事に含まれている食物繊維が少ないと、その分、糖質、脂質、たんぱく質の摂取が増えて高カロリーになります。

糖質だけでなく、脂質、たんぱく質も、体内に余っているとエネルギー源として肝臓や脂肪組織に蓄えられます。食べている食事が高糖質、高脂肪でなくても、量を食べ過ぎていれば脂肪がついてしまうのです。

これを裏返せば、「食物繊維の摂取が多いほど、やせて、きれいになる」といえます。

そもそも、たっぷり食物繊維を摂れば便通もよくなるし、善玉菌が増えて腸内環境がよくなることを皆さんは知っておいでです。

便秘をすれば、肌荒れや吹き出物に悩まされることも増えます。そうした美容の大敵を一掃してくれるのも食物繊維です。

毒素の発生・吸収を抑え、体外への排出を促す食物繊維

便秘をすると、お腹が張ってつらいだけでなく、吹き出物が出たり、おできができたりしやすくなります。ほかにも、肩こりや頭痛が起こったり、気持ちが悪くなったりする人もいるでしょう。

こうした症状が起こるのはなぜかというと、滞留した便が腸の中で腐敗して、さまざまな毒素ができてしまうからです。

特に、たんぱく質が多い食事を食べている人は要注意です。

食事で摂ったたんぱく質は、アミノ酸に分解されて体内に吸収されます。しかし、消化吸収しきれなかったたんぱく質やアミノ酸は、悪玉の腸内細菌によって分解（腐敗）させられ、アミン、アンモニア、硫化水素などの毒素を発生します。

これらが、便秘に伴う不快な症状を招くのです。

また、腸の中で発生した毒素は、深刻な病気を招く元にもなります。動物性たんぱく質が腸の中に留まっていると、インドール類などの発がん物質が多く作られます。

また、脂肪の消化を助ける胆汁の多くは、役目を終えると再吸収されて肝臓に戻りますが、一部は吸収されずに腸の中で二次胆汁酸という物質に変化します。この二次胆汁酸も、がんの発生に関わる物質だと考えられています。

食物繊維が少なく、肉をたくさん食べている人ほど、便の中にがんを引き起こす物質が多いということは、研究によっても確認されています。

また、現代人が日常的に口にしている食品の中には、発がん性を持つさまざまな「化学物質」も含まれています。便が長く腸の中に留まっているほど、そうした有害物質の影響を受けやすくなることはいうまでもありません。

食物繊維は、便の量を増やして水分を蓄え、有害物質の濃度を薄めて体内に吸収されにくくします。また、有害物質を吸着して、いち早く便とともに排出してくれます。

このように、さまざまな毒素から私たちの体を守ってくれているのが食物繊維なのです。

肝臓、腎臓の負担を減らして老化を予防する

私たちの体内で、体に有害な物質の分解を一手に引き受けているのが「肝臓」です。

水溶性食物繊維は、有害な毒素を吸着して排泄してくれるので、腸から吸収される有害物質が少なくなり、肝臓の負担を減らすのに役立ちます。

肝臓といえば、現在、日本人の４人に１人が「脂肪肝」だといわれています。すでにお話ししたように、余分な糖質や脂質は中性脂肪に変わって肝臓に蓄えられますが、脂肪肝というのは、その中性脂肪が肝臓の３割を占めるようになってしまう病気です。

脂肪肝は、肥満に伴う病気のイメージがありますが、日本人は体質的に脂肪肝になりやすく、見かけがやせていても脂肪肝の人がたくさんいます。

また、軽く見られがちな病気ですが、放っておくと肝硬変や肝臓がんに進行する可能性があるので注意が必要です。

さらには、脂肪肝だと血糖値を下げるインスリンが働きにくく、糖尿病を起こしやすくなることや、心臓病が増えることもわかっています。

食物繊維は、糖質や脂質の吸収を抑えて、この脂肪肝のリスクも減らしてくれます。

また、肝臓とともに体の解毒に欠かせない臓器が「腎臓」です。

私たちはよく、最も大切なことがらを「肝心かなめのポイント」などといいます。この言葉の元は実は「肝腎かなめ」であり、重要な中にも重要なところを、肝臓と腎臓にたとえた言葉なのです。

その腎臓については、現在、患者数が全国に１３３０万人もいる慢性腎臓病の増加が問題視されています。

腎臓病が進んで尿が作れない「腎不全」になると、血液を体の外の機械に還流させて老廃物を取り除く人工透析が必要になります。

人工透析になる人が最も多い病気は、糖尿病の合併症として起こる糖尿病腎症（全体の４割以上）ですが、ほかのタイプも含めて、腎臓病が進む原因は、ずばり血管が老化してボロボロになることです。

血管の若さを保つには、いわゆる「血液サラサラ」状態を保つことがポイント、まさに肝腎かなめです。

食物繊維をたくさん摂ると、糖質や脂質が血液中にあふれないようになり、毒素の吸収も防がれて「血液サラサラ」になります。

毎日の食卓にもっと食物繊維を！

さて、寒天の80％を占める「第６の栄養素」食物繊維のパワーについて、肝腎かなめの生活習慣病予防効果を述べてきました。

とはいえ、それだけでも実に幅広い内容になりました。

もう一度、おさらいの意味で食物繊維の作用をまとめておきましょう。特に、寒天のアガロースをはじめとする水溶性食物繊維には、私たちの健康に役立つ次のようなパワーがあります。

①塩分（ナトリウム）の排泄を促して、高血圧を予防・改善する
②食べ過ぎを防ぎ、糖質の吸収をゆるやかにして、高血糖や糖尿病を予防・改善する
③余分な脂質の吸収やコレステロールの再吸収を抑え、脂質異常症を予防・改善する
④むくみや肥満を予防・解消して健康を増進し、美容効果をもたらす
⑤腸内環境をよくして便秘を防ぎ、発がんリスクを減らす
⑥肝臓の負担を減らすとともに、余分な中性脂肪を減らして脂肪肝を予防・改善する
⑦血液をサラサラにして腎臓の負担を減らし、急増中の腎臓病や人工透析を防ぐ

このように、私たちの健康に欠かせないのが食物繊維なのですが、現代人の

食生活において、その役割が軽んじられ、圧倒的に摂取が足りていません。

食物繊維の推奨摂取量は、成人男性で1日20グラム以上、成人女性で1日18グラム以上とされています。

これでも私にいわせれば「最低目標」なのですが、現在、日本人が食べている量は、平均14・4グラム程度と推定され、推奨摂取基準にさえ4〜6グラム足りていません。

せめてその不足を補い、あわよくば1日あたり30グラム、40グラムと摂取を増やしていくことが求められています。

そのために最もおすすめの食べ物が、食物繊維のかたまりである「寒天」なのです。

第3章
現代人の健康の切り札
「細切り寒天健康法」

寒天を1日8グラム以上食べよう！

この章では、寒天を毎日の食生活に取り入れ、食物繊維の摂取を増やして健康になる方法をアドバイスしていきましょう。

すなわち、私が提唱する「鶴見式・細切り寒天健康法」です。

高繊維食である寒天の素晴らしさは、すでに述べてきたとおりです。

寒天は、全体の80％が食物繊維でできています。

乾物には食物繊維が多く、大いに利用したい食べ物ですが、その中でも最高に食物繊維が多いのが、約75％の食物繊維を含むキクラゲです。

それに次ぐのが約50％の干しシイタケ、約40％のヒジキやコンブ、干しワカメ、そして約20％の切り干し大根です。

これらと並べてみても、寒天がいかに多くの食物繊維を含んでいるかわかるでしょう。

高脂肪・高たんぱくの「美食」に慣れきった現代の日本人にとって、伝統食の寒天は、いかにも地味な食べ物に感じられるかもしれません。

しかし、「寒天なんて……」と思うとしたら、とんでもないことです。

細切り寒天、粉寒天などはただの「ヘルシーな食べ物」ではありません。

それどころか、急激に高齢化が進むこの国から、生活習慣病を一掃し、あらゆる日本人に健康長寿をもたらす「食のエース」となり得る素材が寒天です。

寒天こそは、誰もが寝たきりにならず健康で長生きする「ＰＰＫ」の切り札的な食べ物なのです。


そのパワーを活かすには、毎日、どんな方法でもよいので、寒天を「1日に8グラム以上」食べることです。

食べる寒天の種類は、細切り寒天（糸寒天）でも棒寒天でも、粉寒天でもかまいません。細切り寒天と粉寒天を4グラムずつでも、棒寒天を8グラム（1

本分）でもいいのです。

そうすれば、食物繊維の摂取を6グラム以上増やすことができ、平均的な日本人の食物繊維不足が解消されます。

市販されている寒天の形は主に3種類

スーパーなどで市販されている寒天には、さまざまな種類があります。今述べた「細切り寒天」「棒寒天」「粉寒天」といった呼び名は、その製品の形による種別です。

寒天とひと口にいっても、その製造法や、出荷されるときの形状には、いくつかタイプがあるのです。

まず、製法によって分けると「天然寒天」と「工業寒天」の2種類があります。

天然寒天は、昔ながらの製法で、自然環境を利用して凍結乾燥して作られます。

一方、工業寒天は、文字どおり工場で製造される寒天です。

そして寒天の形ですが、これも実は、製法と密接な関係があります。寒天は、主に「糸寒天」「棒寒天」「粉寒天」という3つの形で出荷・販売されています。

そのうち、糸寒天と棒寒天の2つが天然寒天に当たります。そして、粉寒天は工業寒天です。

●糸寒天（細切り寒天）

糸寒天は、「細寒天」と呼ばれることもあります。この本のタイトルに選んだ「細切り寒天」というのは、これを指しています。

この糸寒天（細切り寒天）は、基本的にテングサを原料として作られています。昔ながらのやり方で、テングサを煮てゼリー状の寒天質（ところてん）を作り、冬場の寒気を利用して凍結・乾燥させることにより作られています。

そして、皆さんの手に渡るときには、細い糸状になっています。店頭では「糸寒天」「細寒天」とされていることも、「サラダ寒天」といった商品名がついていることもあります。

食べるときは、適量を水でもみ洗いし、10分ぐらい水に浸しておいたものを、よく絞って料理に使うのが基本です。

糸状なので、和え物にしたり、めん類の代わりに使ったりするのに便利です。

●棒寒天

棒寒天には、「角寒天」という別名もあります。これも伝統的な製法で、冬場の寒気で凍結・乾燥されています。原料には、テングサとオゴノリを混ぜたものが多く使われます。

店頭に並んでいるときの形状は、細長いブロック状です。

食べるときの扱い方は、糸寒天とほぼ同じ。適当な大きさに割って、水でもみ洗いし、10分ぐらい水に浸したものを、絞って料理に使います。

●粉寒天

粉寒天は、工場で製造される粉末状の寒天です。

原料は主にオゴノリで、大正時代から、日本で製造されるようになりました。糸寒天や角寒天のように水で戻したりする必要はなく、料理にそのまま煮溶して、簡単に使えるというメリットがあります。

このように形の違いがある寒天は、料理によって使い分けられていますが、健康に対する効果はどれも同じです。入手しやすく、さまざまな料理に加えて手軽に食べやすい点から、特に細切り寒天はおすすめですが、そのときどきで、使いやすいタイプの寒天を食べてください。

では、これまで寒天になじみがなかった人のために、寒天の使い方から説明していきましょう。

細切り寒天（糸寒天、細寒天）の基本的な使い方

まず「細切り寒天」こと、糸寒天の使い方からです。

私たちの摂取目標である8グラムの糸寒天は、商品によって異なりますが、数十本分です。商品の袋に目安が書いていない場合は、使う前に自分で測っておくとよいでしょう。

①そのまま使う場合

細切り寒天をサラダに加えたり、汁物に入れたりする場合は、煮込まずにそのまま使うと、歯ごたえがある「めん類」のようにおいしく食べられます。

ただし、料理に加える前には、水やぬるま湯で戻すひと手間が必要です。水で戻すとこしがあり、ぬるま湯で戻すと、よりなめらかな食感になります。

水に浸す時間の目安は、水なら5~10分、ぬるま湯なら3~5分ぐらい（た

だし、商品によっても異なるので、表示に従ってください）。

そうして細切り寒天が軟らかくなったら、水をよく切ってから使います。戻した寒天が余ったら、冷蔵庫で保存しておくと、３日ぐらい食べられます。

②煮溶かして使う場合

ゼリーや寒天寄せなどを作るときは、細切り寒天を煮溶かして使います。その場合、たっぷりの水に、30分から1時間ぐらい浸して戻します。

そのまま使う場合よりだいぶ長時間かけて戻しますが、これは、時間をかけて戻すほど煮溶かしやすくなるからです。

水をよく切ってから、適量の水といっしょに鍋に入れて煮溶かします。この水の量は、細切り寒天8グラムに対して５００～６００㎖が目安。やわらかめにしたいときは、水の量を少し増やしてください。

水が沸騰したら、混ぜながら中火で5～10分、細切り寒天のかたまりが消えて透明感が出るまで煮溶かします。

このように、水から加えて煮る方法のほか、水やだしなどが沸騰してから細切り寒天を加えるやり方でもけっこうです。

煮溶かした寒天は、裏ごしをしながら容器に流し込んで、固まるのを待ちます。

棒寒天（角寒天）の基本的な使い方

棒寒天（角寒天）は、一般に商品1本が8グラムぐらいです。表示を見て確認してから使ってください。

棒寒天も、使い方は糸寒天とほぼ同じです。ただし、細切りになっていませんから、水で戻したら、適当な大きさにちぎりながら使います。

①そのまま使う場合

棒寒天は、よく洗ってから、適当な大きさに割って使うとよいでしょう。

やはり、たっぷりの水で戻します。時間の目安は細切り寒天より少しだけ長く、水なら10～20分、ぬるま湯なら5～10分ぐらい。

軟らかくなった棒寒天は、もみ洗いし、適当な大きさにちぎったら、絞って水気を切ってから使います。

②煮溶かして使う場合

煮溶かし方は、細切り寒天と同じです。

水から煮ても、水やだしなどを沸騰させたところに、ちぎりながら加えていってもけっこうです。

寒天のかたまりが消えて、透明感が出るまで煮溶かしたら、裏ごしをしながら容器に流し込んで、固まるのを待ちます。

粉寒天の基本的な使い方

粉末状に加工されている粉寒天には、戻す手間はかかりません。ただし、煮溶かして使うのが基本で、細切り寒天や棒寒天のように、そのまままつるつる食べるという楽しみ方はありません。

使う場合は、水に加えてから火にかけます。

粉寒天は、たいてい1袋4グラム入りになっています。そして、その量で、細切り寒天や棒寒天8グラム分の凝固力があるのが特徴です。

そこで、粉寒天4グラムを煮溶かす場合、水の量は500〜600mlになります。

水が沸騰したら、静かに煮立つ程度の弱火にして、鍋底に沈まないように混ぜながら、2〜3分煮ます。

だしは火にかける前に入れてかまいませんが、調味料で味をつける場合は、粉寒天が煮溶けてからにします。

【細切り寒天健康法ステップ1】簡単な寒天レシピ

「細切り寒天健康法」のステップ1は、寒天を使った料理を、毎日の食卓にふんだんに乗せていくことから始めましょう。

例えば、次のようなメニューがあります。

料理の「レシピ」は、幅広く応用が利くように簡単に書いておきます。ふだんのメニューを調理している方法で、気軽に試してみてください。

寒天レシピ①　寒天ドリンク

寒天を最も簡単に摂れるのは、ドリンクに溶かして飲む方法です。

粉寒天0・5～1グラムぐらいを、温かいお茶やコーヒー、紅茶などに入れて、よく混ぜながら飲んでください。

この寒天の摂り方は、外食が多い人などに向いています。

粉寒天は通常、4グラムずつ小袋に包装されているので、それを持ち歩いて、ティータイムに少しずつ飲むわけです。

ただし、目的はダイエットではなく、食物繊維の摂取なので、誤解なきよう。飲んだ粉寒天が胃の中でふくれ、満腹感が得られるかというと、さにあらず。寒天は高温（95度）で溶けて水分を吸収するので、お腹の中でふくらむことはありません。

寒天レシピ② 寒天サラダ

戻した糸寒天（または棒寒天）を、好みの生野菜といっしょに器に盛り、好きなドレッシングで和えて食べます。

野菜は、キュウリ、大根、レタス、トマトなど何でもけっこう。また、好みでゴマやのりを振りかけてもけっこうです。

ブロッコリーや菜の花のように生で食べにくい野菜はゆでておき、温野菜として寒天と和えてもよいでしょう。

天寒レシピ③──寒天の酢の物

寒天サラダのドレッシングに「酢」を使えば、酢の物に早変わりします。

戻した糸寒天（または棒寒天）と、好みの生野菜に、さらに海藻を添えるとおいしい酢の物になります。乾燥ワカメなどを用意し、水で戻して使うとよいでしょう。

天寒レシピ④──寒天ごはん

寒天をお米と一緒に炊き込むと、もちもちとした食感のおいしいごはんになります。

お米１合に対して、粉寒天（または糸寒天）を１〜

2グラム加え、少しだけ水加減を多めにして普通に炊けばOKです。うまく炊けたら、おいしく食べられる範囲で、なるべくたくさん寒天を入れてみましょう。

なお、私が患者さんに指導している「鶴見式玄米食」でも、たくさんの具材といっしょに細切り寒天や棒寒天を玄米に混ぜて炊きます。作り方は後で紹介しますので、ぜひ参考にしてください。

寒天レシピ⑤　寒天みそ汁

寒天をたっぷり入れたみそ汁もおすすめです。

作り方はごく簡単。まず、数種類の野菜を具材に、具だくさんのみそ汁を作ります。

そして、戻した糸寒天（または棒寒天）をお椀に盛って、上からみそ汁をかけて食べるのです。

注意点として、火にかけたみそ汁に寒天を入れないこと。みそ汁といっしょに寒天を煮ると、食べる前に溶けてしまいます。

また、この寒天みそ汁は、作り方を少しアレンジすると、寒天入りの野菜の煮物などとしても楽しめます。

寒天レシピ⑥ トマト寒天

トマトの成分リコピン（赤い色素）は、生活習慣病の予防・改善効果が高い抗酸化物質です。特に、トマトジュースには生のトマトより多くリコピンが含まれているので、ふだん野菜が摂りにくい人は活用するとよいでしょう。

そのトマトジュースを活用したレシピが「トマト寒天」です。

まず1つの鍋にトマトジュース４００㎖を入れ、火にかけて温めておきます。次に、ほかの鍋に水２００㎖を入れて粉寒天４グラムを煮溶かし、そこに温めたトマトジュースを加えてよく混ぜます。

それを型に流し入れ、粗熱《あらねつ》が取れたら、冷蔵庫で冷やし固めて出来上がりです。好みでレモン汁を入れてもおいしくできます。

「寒天寄せ」も、寒天を固めて作る代表的な料理です。

天ピシ⑦ 寒レ 野菜の寒天寄せ

水500㎖を2つの鍋に分けて、一方では、好みの野菜を煮立たせない程度に温めます。もう一方の鍋の水で粉寒天4グラムを煮溶かしたら、温めた野菜をお湯ごと投入して混ぜ合わせ、容器に流し入れます。

粗熱が取れたら、冷蔵庫で常温まで冷やして出来上がりです。好みのドレッシングをかけておいしく食べましょう。

食物繊維の多い食材と合わせて「スーパー高繊維食」に

寒天には、ほとんど味がありません。味や食感が淡泊なため、基本的にどんな料理とも合わせやすいところも、寒天の特長だといえるでしょう。

つまり、同じように高繊維な食材の中でも、キクラゲやヒジキ以上に、ほかの食材と合わせて食べやすいという、使い勝手のよさを備えているのです。

さらにいいのは、寒天をベースにすることで、ほかの高繊維の食材もいっしょに食べやすくなることです。

例えば、酢の物や寒天寄せを作るとき、繊維質の多いキクラゲ、ヒジキ、切り干し大根といった乾物も材料にすると、高繊維×高繊維の「スーパー高繊維食」をおいしく作ることができます。

また、よりひんぱんに食べられている食材の中で、非常に食物繊維が多いのが「豆類」です。ゆでた豆類は、寒天サラダや寒天寄せに入れても、さらに寒天ごはんに炊き込んでもおいしいメニューになります。

食物繊維は、現代の日本人にとって、いくら増やしても増やし過ぎにはならない栄養素です。このようにして、どんどん食物繊維の摂取を増やしていきましょう。

ちなみに、寒天自体は淡泊な食材ですが、料理に寒天を使うと、味つけが濃厚に感じられて、薄味でもよりおいしくなります。

その理由は、寒天の構造にあります。

寒天を拡大して見ると、食物繊維の「網目」が形成されています。そして、この網目が料理のうまみや香りを閉じ込めたり、水分を含んでしっとりとさせたりするのです。

一方、煮溶かした寒天は、この網目がほどけて「とろみ」が出ます。

加熱されて溶けた寒天は、料理が冷めても40度ぐらいまでは固まりません。このとろみを利用して調味料を作ると、やはり味が濃く感じられるので、減塩のため薄味に調理するときなどにも活用されています。

【細切り寒天健康法ステップ2】鶴見式調味料

さて、次のステップでは、寒天料理を食べるときの味つけを見直してみましょう。

ステップ1のメニューを食事に取り入れると、寒天の食物繊維を存分に健康に役立てることができます。

その際、ふだんの味つけでも、食物繊維パワーは得られるのですが、より健康効果を高めるには、これから私が紹介する調味料を使ってみてください。

鶴見式食事法では、体の老化を防ぎながら、食べ物の健康効果を最大限まで引き出すために、調味料やドレッシングにも気を配っています。

例えばサラダオイルも、生活習慣病の予防・改善につながるものを選んでいます。

「フラックスオイル（亜麻仁油）」はオメガ3系のαリノレン酸、「オリーブオイル」はオメガ9系のオレイン酸という脂肪酸を主成分としています。これらは、血液をサラサラにしたり、血中脂質のバランスを改善したりする作用を持っています。

また、酢酸を主成分とする酢には、新陳代謝をよくして疲労を回復するほか、血圧や血糖値を下げる作用があります。

中でも「黒酢」は、体が必要とする必須アミノ酸をバランスよく含んだ健康効果の高い調味料です。

塩分を含む調味料は、「減塩のため」と摂取を控えている人が多いかもしれません。

しかし、昔ながらの方法で長期間熟成させた「梅干し」や「生みそ」は、いずれも解毒作用を持ち、腸の働きをよくする優れた健康食品です。

梅干しは、多様なミネラルに加え、新陳代謝を高める有機酸を豊富に含んでいます。そして、生みそは腸内細菌の大好物である発酵食品。これらの健康効果は、食塩のナトリウムによる害を補って余りあります。

以下に、これらを使った代表的な「鶴見式調味料」を紹介します。分量は、使い方にもよりますが、１人当たりの１食分強の目安です。寒天料理を食べる量に応じて、この割合で量を調整してください。

鶴見式調味料① フラックスオイル（亜麻仁油）・ドレッシング

寒天サラダを食べるのに適したドレッシングの１つ。

フラックスオイル大さじ2に、しょうゆと黒酢を小さじ2ずつ混ぜて作ります。生みそを少し混ぜるアレンジもあります。

フラックスオイルが酸化しないように、このドレッシングは作り置きはしないで、使うつど新しく作ってください。

また、フラックスオイルだけを生野菜にかけて食べてもＯＫです。

鶴見式調味料②　オリーブオイルドレッシング

寒天サラダに合うもう1つのドレッシングです。オリーブオイル大さじ2と、レモン汁大さじ1・5に、塩とコショウを少々混ぜて作ります。

鶴見式調味料③　野菜おろしドレッシング

寒天サラダや寒天寄せを食べるときに活用したいドレッシング。

大根、ニンジン、キュウリなどの生野菜を100グラムすりおろし、フラックスオイル大さじ2、しょうゆ大さじ2、黒酢大さじ2をかけて混ぜ合わせます。

寒天の食物繊維とともに、生野菜の酵素をたっぷり摂ることができます。

鶴見式調味料④　梅肉ペースト

梅肉（梅干しをつぶしたペースト）は、寒天サラダや寒天寄せの味つけに使うほか、寒天ごはんのおかずにしてもいいでしょう。

そのまま食べても体によいので、プチ断食時には食事の代わりにもなります。

鶴見式調味料⑤　生みそ黒酢ドレッシング

発酵食品を摂って腸を元気にしたいときに、ぜひおすすめしたいドレッシング。

生みそ大さじ1を、黒酢大さじ2に溶いて作ります。好みでしょうゆを少し加えるアレンジ法もあります。

鶴見式調味料⑥　梅肉生みそドレッシング

これは、梅干しと生みそのパワーを1つにした、究極のドレッシングです。

梅肉1個分を細かく刻んでしょうゆ小さじ1に溶

いたものと、生みそ大さじ半分を黒酢大さじ1に溶いたものを、よく混ぜ合わせて使います。

鶴見式調味料⑦ 寒天ジュレ

もう1つ、寒天そのものを使った調味料も追加しておきましょう。

煮溶かした寒天に、ここで挙げた鶴見式調味料を加えると、豆腐やサラダなどにかけておいしく食べられる「ジュレ」ができます。

寒天を煮溶かしたら、粗熱が取れてから鶴見式調味料のいずれかを加え、よく混ぜて器に流し入れます。

それを冷やし固め、食べるときは割りほぐして、豆腐やサラダなどにトッピングしてください。

食物繊維に加え、酵素を体に取り入れる！

さて、「細切り寒天健康法」を、ステップ2まで説明してきました。

まずは、ステップ1の簡単なレシピを、どんどん毎日の食事メニューに取り入れていってください。使う野菜や調味料を変えれば、多くのバリエーションの寒天料理が楽しめるはずです。

基本的な寒天料理の種類は、おおかた網羅したつもりですが、もちろん、ほかの調理法で食べてもけっこうです。

ステップ1のレシピの中で、私が特におすすめしたいのは、実は、手の込んだ料理よりも簡単なサラダや酢の物です。

寒天サラダや、寒天の酢の物として、生野菜の摂取をどしどし増やせば、食物繊維をたくさん摂れるうえに、生の野菜に含まれている「酵素」も、たっぷり体に取り込むことができるからです。

急に酵素といっても、ピンと来ない人がいるかもしれませんが、アミラーゼ（でんぷん分解酵素）、リパーゼ（脂質分解酵素）、プロテアーゼ（たんぱく質分解酵素）などの「消化酵素」はご存じだと思います。

これらが関わる食べ物の消化に限らず、体内で起こるすべての化学反応には、さまざまな酵素が関わっています。

私たちが体内にたくさん持っている酵素は、必要な物質の合成や有害な物質の分解を、触媒（自分は変化せずに他の分子の化学反応を促す物質）として促進する分子です。

こうした働きをする酵素は、消化酵素に対して「代謝酵素」と呼ばれ、その種類は、およそ３０００にも上ります。

これらの酵素に不足が生じ、健康の維持に必要な化学反応がストップすると、私たちの体には、さまざまな不調が起こってきます。若々しく健康な体を保つには、食べ過ぎによって消化酵素を浪費しないことや、酵素が不足しないように「生の食品」で補うことが大切なのです。酵素に関する説明は、すでに私自身の本もいくつかあるので、この程度にとどめておきます。ここでは、「寒天といっしょに生野菜を食べると理想的」ということを覚えておいてください。

寒天健康法を実践すると「ここ」が変わる！

細切り寒天健康法ステップ1の寒天料理を取り入れたら、その食物繊維パワーに、さらにステップ2で紹介した鶴見式調味料のパワーを加えて、健康増進効果をアップしていきましょう。

鶴見式調味料は、主に食べ物の「酵素パワー」をサポートするものです。初めは慣れない味で戸惑うかもしれませんが、食べ続け、健康になっていくほど、その真のうまさがわかってくると思います。

さて、そのようにして、1日8グラム以上の寒天を食べ続けると、体にどんなことが起こると思いますか?

そう。大便の量が半端ではなく増えるのです!

ずっと食物繊維不足で、まともな便通を経験たことのない人は、その量を「尋常ではない」と感じるかもしれません。しかし、その大量の便こそが、人間本来の健康状態であり、元気な腸の証なのです。

食物繊維のかたまりである寒天は、代わりが見つからないほど魅力的な食材です。ですが意外なことに、「ダイエット食品」としてときどき人気が出る程度で、これまであまり注目されてはきませんでした。

しかし、寒天を身近に置いてどんどん食べていれば、私たちは多くの生活習慣病を遠ざけ、確固たる健康を獲得することができるのです。

【細切り寒天健康法ステップ3】鶴見式玄米食

では、細切り寒天健康法のステップ3として、私が多くの人に幅広くおすすめしている「鶴見式玄米食」を紹介しましょう。

この炊き込み玄米食は、鶴見式食事法の主食に相当しますが、体質改善を目指す人や病気療養中の人だけでなく、健康な人にもどんどん食べてほしい傑作レシピです。

おいしさは私が保証しますので、ぜひ一度試してみてください。

おいしさに納得できた人は、ステップ1の寒天ごはんから、この鶴見式玄米食にステップアップすれば実によいと思います。

以下の材料（用意するもの）を見てもらえばわかると思いますが、鶴見式玄米食とは、食物繊維を食べるための主食です。

玄米といっしょに炊き込む「B」の具材が、食物繊維の宝庫になっています。玄米がないときは、白米や8分づき米、5分づき米などにこの具材を入れて炊いても、非常に食物繊維の多い優れた主食になります。その場合は、具材だけ4時間以上、水に浸してから使ってください。

◇用意するもの◇

A　玄米……1～2合

B　具材（玄米1～2合に対する分量）

・細切り寒天（または棒寒天）……2～6グラム

・干しキクラゲ（黒キクラゲ）……少々
・干しシイタケ……1～2個（細かく刻んでおく）
・干しヒジキ……少々
・干しワカメ……少々
・コンブ……1枚～1枚半（細かく刻んでおく）
・ゴボウのささがき……少々
・小豆、または雑穀（十穀米や五穀米などでよい）……少々
・梅干し：1個（種は必ず取り除いておく）
・自然塩（化学精製塩は不可）……ごく少量（※1）
※1　正式には、抗酸化力の強い水素食品や、高血圧にならない塩を入れるのですが、ここでは省略します。

◇炊き方◇

①下準備

Aの玄米は、17時間水に浸した後、必ずその水を捨てます（ただし、途中では水を替えません）。小豆をはじめ豆類を入れる場合は、玄米といっしょに浸水します。

こうするのは、玄米をそのまま炊くと、大切な酵素の働きを妨げるアブシシン酸という物質が残留してしまうからです。17時間水に浸して発芽させ、玄米が吐き出したアブシシン酸入りの水を捨てないと、玄米のメリットを得るどころか、大きなデメリットを受けてしまいます。

これは、あまり知られていませんが極めて重要なポイントです。周りに「健康のため」と玄米を食べている人がいたら、ぜひ教えてあげてください。

また、玄米には、体内で酵素阻害剤として働くアブシシン酸のほか、ミネラルの吸収を妨げるフィチン酸も含まれています。このフィチン酸による弊害も17時間浸水すればリセットできます。

17時間浸水後の玄米は、必ず2回か3回きれいな水でそそぎ、新しい水を入れてください。ここで水を新しくしないと大変なことになります。玄米を17時間も水に浸けておくとかなりどろどろの水になります。これは「発芽毒」が水にしみて出たものです。これは玄米の糞ともいえる毒で、その水は極めて臭い。ですからこの水を新しい水と取り換える必要があるのです。この発芽毒は大変な毒なのです。そのまま炊いたら病気になるほどですから必ず新鮮な水と取り換えてください。

②具材を合わせて浸水

①の玄米に、Bの具材を合わせて4〜13時間水に浸します。水の分量は玄米1合につき250㎖が目安です。

③炊飯

②の水は、もう替えなくてけっこうです。時間が経過したら、土鍋か磁性鍋、または普通の炊飯ジャーで炊きます。

また注意点ですが、圧力鍋は使わないでください。圧力鍋で玄米を炊くと、たんぱく質に糖が結びついて変質（糖化）し、アクリルアミドというAGE（終末糖化産物）の一種ができてしまうからです。

AGEとはいわゆる「コゲ」のようなものですが、体内で健康な細胞のたんぱく質を糖化させてしまいます。糖化したたんぱく質は本来の性質を失うので、組織の老化が進む原因となってしまいます。

そのAGEの生成を防ぐために、圧力鍋は避けてほしいのです。

④保存した玄米食の食べ方

たくさん炊いた鶴見式玄米食が冷めても、冷蔵庫で1週間ぐらいは保管できます。食べるときは、磁性鍋で温め直すとよいでしょう。磁性鍋には、酸化しかけた食品を還元（脱酸化）する力があります。

この鶴見式玄米食は、寒天のよさを活かし、従来の間違った玄米の食べ方を改善したもので、寒天ごはんの究極型といえます。たくさんの生野菜といっしょに食べて、健康増進に活用してください。なお、玄米についてさらに詳しく知りたい方は拙著『正しい玄米食、危ない玄米食～マクロビをしている人はなぜ不健康そうに見えるのか～』（かざひの文庫刊）をご一読ください。

【細切り寒天健康法・番外編】プチ断食

寒天に親しんでいくと、健康度が飛躍的にアップし、もっともっと健康になる方法を知りたくなるかもしれません。

そのような人たちのために、「番外編」として、鶴見式のプチ断食（半断食）を紹介しておきましょう。

プチ断食の目的は、体を内側から浄化することですが、本格的に何日も食を断つのではなく、1～2日（または半日）だけ、食事の量と内容を制限します。


寒天健康法とプチ断食を並べても、直接の関係はなさそうに思う人が多いでしょう。しかし、寒天とプチ断食には、実は大きな共通点があるのです。

それは、『寒天もプチ断食も「腸のクリーニング」になり、全身を元気にする効果が高い』ということです。

現代人の弱点は、突きつめれば「腸」にあります。

かつての人類には少なかった生活習慣病やアレルギー性の病気、さらには、がんをはじめとする難病が増えているのも、腸が汚れているからです。

腸の汚れは全身に及び、「細胞の汚れ」に結びつきます。現代人は、全身の細胞に毒素をため込んでいるような状態なのです。

特に、太っている人の細胞は、細胞膜が汚れ、細胞の中には中性脂肪が詰まって、病原菌・真菌類や、異物を貪食した白血球の死骸などもたまっています。こうした細胞を、私は「肥満細胞」と呼んでいます。

肥満細胞をたとえるなら、腸に宿便がこびり付いているのと同じですから、健康に支障が出ないわけがありません。

私たちは、体表の皮膚は洗えても、腸や体内の細胞を直接洗うことはできません。

その腸の洗濯をしているのが、寒天などの食物繊維。そしてプチ断食こそは、腸の中をきれいにしながら、全身の汚れた細胞の代謝（解毒、排泄、交替、再生）を促す最善の方法なのです。

もちろん、「これをしなければ寒天健康法にならない」というわけではありませんから、あくまでも無理はしなくてけっこうです。関心がある人は参考にして、健康維持に役立ててください。

腸を掃除するプチ断食がもたらす、すごい健康効果

プチ断食が体にもたらす効果には、次のようなものがあります。

①貴重な酵素が温存される

プチ断食をすると消化の負担が減り、消化酵素の浪費が抑えられます。その結果、温存された酵素は体のクリーニング（代謝）に専念できるのです。

②内臓に休息を与えられる

現代人は、日頃から食べ過ぎで胃腸を酷使していますが、プチ断食は、その

胃腸を休めてリフレッシュさせてくれます。

また、過食は消化や老廃物の処理を担当している膵臓、肝臓や腎臓にも疲労を蓄積させています。プチ断食をするとこれらの臓器も休ませることができ、炎症の予防・改善に役立ちます。

②腸がきれいになる

大腸の壁にこびりついた古い便（宿便）は、腐敗して毒素を発生しています。その毒素が腸から吸収されると、健康を損ねる原因になるのです。プチ断食は、この宿便をはがして排泄するので、大腸の大掃除になるのです。

④血液がサラサラになる

腸が汚れていると血液も汚れ、血球がルロー（連銭形成）やアキャンソサイト（赤血球が球状化した毒素）などと呼ばれるベタベタ状態になっています。

プチ断食で小腸・大腸をきれいにすると、血液中の毒素が減り、代謝酵素も活性化するので、血球のベタベタが解消し、血液サラサラになります。

⑤免疫力がアップする

血液がサラサラになると、血管の中を移動して働いているリンパ球をはじめとする白血球が活性化します。そこからサイトカイン（免疫物質）が出て、抗炎症、抗腫瘍、抗菌、抗ウイルスなどに作用します。

初めての「プチ断食」は半日または1日コースで

私は、専門家の指導なしに、体に負担をかけるような断食を何日も続けることは、おすすめしていません。

プチ断食は、過酷な修行のたぐいではなく、あくまでも体によい健康法です。

慣れないうちは、「精神的な空腹感」を感じるかもしれませんが、体にはまったく支障なく、むしろ元気が出てくるものです。

ただし、私が紹介するやり方をきちんと守ったうえで実践してください。

食事を絶った経験のない人は、まず、誰でも試せる半日コースと1日コースにチャレンジしてみてください。

プチ断食を行う頻度は、この半日コース、1日コースも含めて、月に2回程度ずつが目安です。

「プチ断食」半日コース

半日コースは、朝食を1回抜くだけの簡単な方法です。

前日の晩、7～8時までに食事をすませ、その後はお昼まで食事をしないというやり方で、16～18時間の断食になります。この断食の間も、水は普通に飲んでけっこうです。

この程度の「超プチ断食」なら、健康診断の直前などに経験したことのある人が多いと思います。

16〜18時間だけの超プチ断食でも、胃腸や内臓が休まり、体がリセットされてスッキリします。少し胃が重たい感じがするなど、体調が気になったときにおすすめです。

「プチ断食」1日コース

ふだんから朝食を摂っていない人もいると思います。そういう人や、半日コースをクリアできた人は、プチ断食の1日コースを試してみてください。

このやり方は、1日じゅう何も口にしないわけではありません。

朝・昼・晩の食事を、いずれも梅干し1個を中心とした「ごく軽いメニュー」にするのです。水は普通に飲んでけっこうです。

梅干しは、高い解毒作用を持っているだけでなく、体のエネルギーになって疲労も回復するクエン酸を豊富に含んでいます。

朝食には、梅干し1個のほか、フラックスオイルを大さじ1杯飲みます。

昼食は、梅干し1個のみ。

夕食では、梅干し1個のほか、大根おろし（約5センチ分）といっしょに、キュウリ、セロリを1本ずつ食べます。この野菜には、黒酢をかけたり、みそをつけたりしてもかまいません。

月に1～2回、体を掃除する「プチ断食」週末コース

普段からたくさん寒天を食べ、月に2回ぐらいプチ断食を行うと、どんどん腸がきれいになり、腸内環境だけでなく体内環境も改善していきます。

1日コースを実践し、プチ断食のよさが実感できた人は、プチ断食の週末2日間コース「週末ファスティング」にチャレンジしてみてください（ファスティ

ングとは、断食のことです)。

平日、仕事のある人でも、週末を利用して気軽に行える週末ファスティングは、平日に酷使した胃腸を休めるのに、とてもよい方法です。

ただし、半日コースや1日コースよりは本格的な方法ですから、あくまでも無理はしないでいただきたいと思います。体調と相談しながら、途中で具合が悪くなったりしたら中止するつもりで取り組んでください。

また、ファスティングを行う前提として、前日と翌日には暴飲暴食を控えることが大切です。例えば、土日にファスティングを行うつもりなら、金曜の晩の「食いだめ」や、月曜日の「解禁食い」はしないようにしましょう。

これは、どんな断食にも共通することですが、体をびっくりさせて体調を悪くしないための注意事項です。特にファスティング明けの日には、いきなり焼肉やカツ丼のような高脂質・高たんぱくの食事をするのは避けてください。

では、「週末ファスティング」の3つのオプションコースを紹介します。その中から、関心のあるコースを選んで実践してください。

週末ファスティング・オプション①　重湯＋生野菜コース

このコースは、夕食にお米を使った重湯を食べるので、ほかのオプションコースよりも腹持ちがよく、取り組みやすいのではないかと思います。

メニュー例は次のとおりです。

【朝食】

①果物1種類（リンゴ1個など）

②大根おろし（5センチ分）、キュウリおろし（半分～1本分）

③ドレッシング＝フラックスオイル小さじ1に、黒酢としょうゆを少々混ぜたもの。さらに生みそを加えてもOK

【昼食】
良質の水とサプリメント
【夕食】
①重湯（なるべく雑穀五分づきごはん）
②大根おろし（5センチ分）、ニンジンおろし（半分～1本分）、しょうがおろし（3センチ分）、ほかにサラダを少々食べてもよい
③ドレッシング（朝食と同じ）

夕食で食べる重湯は、五分づき米に、五穀（米・麦・豆・アワ・キビ）とアマランサス（南米産のヒユ科の穀物）を加え、昆布、生ゴマも入れて炊いたものがおすすめです。これらを炊き込むことで、食物繊維とビタミン、ミネラルが補えます。

週末ファスティング・オプション②　果物・生野菜コース

このコースは、甘みのある果物が食べられるので、満足を得やすいかもしれません。果物の種類を変えることで、飽きないようにチャレンジしてもらえればよいと思います。

メニュー例は次のとおりです。

【朝食】

①果物1種類（リンゴ1個など）
②大根おろし（5センチ分）、ニンジンおろし（半分〜1本分）、サニーレタス1枚、トマト1個
③ドレッシング（重湯・生野菜コースと同じ）

【昼食】

良質の水とサプリメント

【夕食】

朝食と同じ

果物は、ビタミン、ミネラルのほか、ファイトケミカル（植物の持つ健康によい成分）を豊富に含んでいるので、ファスティングに最適の食材です。旬のものを選び、無農薬のものなら皮ごと食べると、より豊富な栄養が摂れます。

食べ方は、カットするだけでなく、胃腸に負担がかからない「すりおろし」にしてもよいでしょう。その場合は、酸化しないようにその場で作ってすぐに食べてください。

なお、トマトには、リコピンという抗酸化作用の強いファイトケミカルが含まれているので、生活習慣病やがん予防に効果的です。

週末ファスティング・オプション③　すりおろし野菜コース

このコースは、胃腸の調子がよくないときに最適です。

すりおろし野菜を中心にしたメニューから、酵素がたっぷりと取り込めるので、消化酵素を補う効果があるからです。

野菜をすりおろすと、酵素が水分の中に出てくるので、少量の食べ物から、より多く活性化した酵素を摂ることができるのです。

メニュー例は次のとおりです。


【朝食】

①大根おろし（5センチ分）、ニンジンおろし（2分の1本分）、ショウガおろし（3センチ分）
②ドレッシング（重湯・生野菜コースと同じ）

【昼食】

良質の水とサプリメント

【夕食】

①大根おろし（5センチ分）、キュウリおろし（半分〜1本分）、ショウガおろし（3センチ分）

②ドレッシング（重湯・生野菜コースと同じ）

大根はビタミン、ミネラルのほか、でんぷん消化酵素のジアスターゼを多量に含むことで知られていますが、がん予防効果のあるイソチオシアネートなどのファイトケミカルも豊富です。おろして食べると、ジアスターゼやイソチオシアネートなどが活性化し、生活習慣病予防に最高の食べ物になります。

ニンジンにはβカロテン、キュウリにはマロン酸というファイトケミカルが含まれており、高い抗酸化力を発揮します。ショウガには、殺菌や血行促進の作用を持つ辛味成分ジンゲオールが含まれています。

週末ファスティングを行うと、こうした生野菜の成分の相乗効果で細胞の掃除が進み、体の中から浄化されていくのです。

各コースの昼食は「良質の水とサプリメント」ですが、水は市販のミネラルウオーターでも、浄水器で浄化した水でもかまいません。新鮮な水は酵素の活性化にも欠かせないので、プチ断食中もたっぷりと飲んでください。断食中に最適のサプリメントとして、私は酵素のサプリメントをおすすめしています。

この週末ファスティングは、月に1回から始めてみて、慣れたら月2回程度行うようにするとよいでしょう。

私たちは、寒天を毎日たっぷり食べるだけで、腸内環境が見違えるほどよくなり、肥満が解消して体の中からきれいになっていきます。

そこに、プチ断食のデトックス作用（体内の毒を排泄する作用）が加われば、寒天健康法の健康効果はますますアップします。どんどん体が軽くなり、体質が改善していくことを実感できるにちがいありません。

断食（ファスティング）の７つの効能

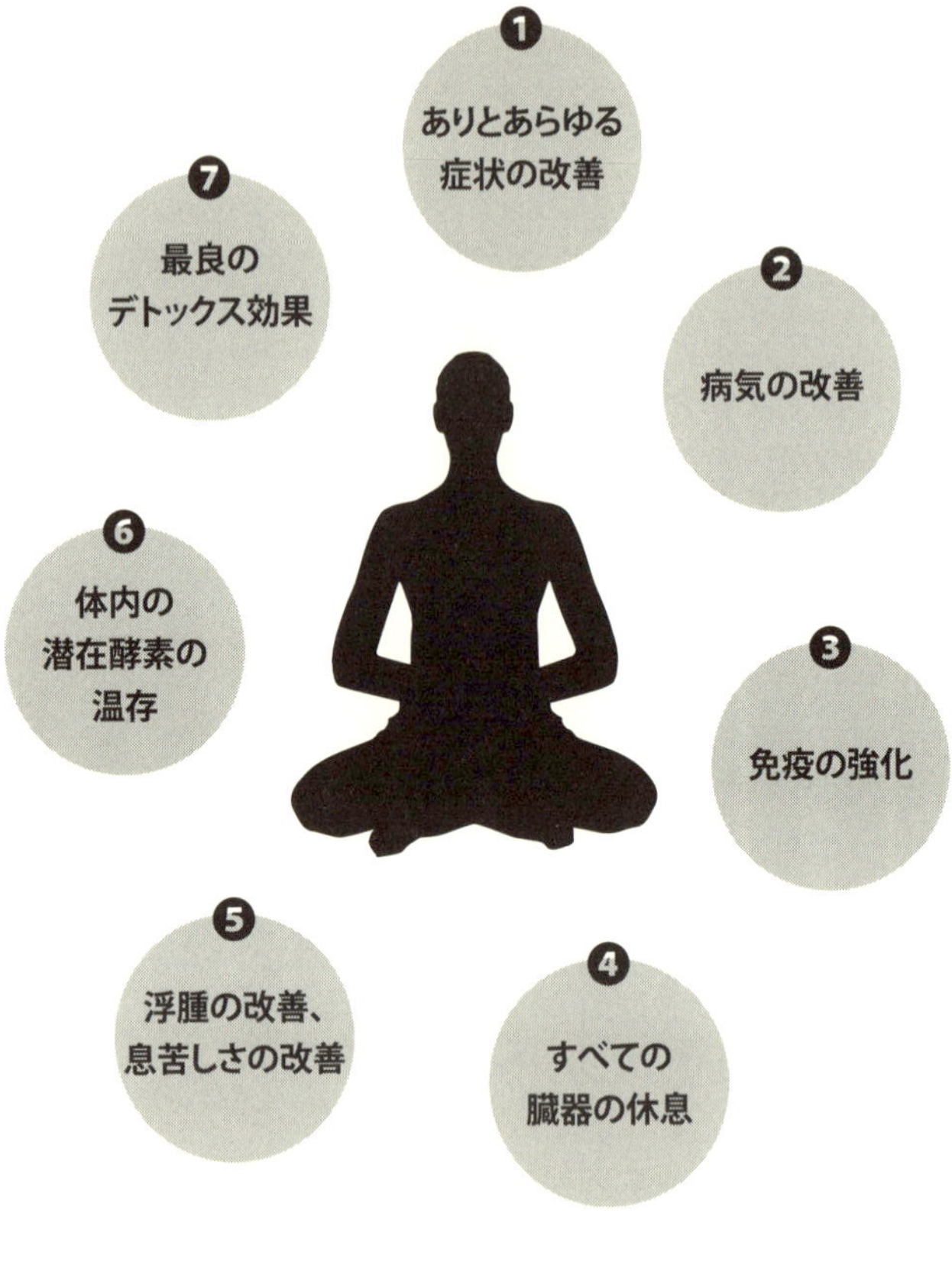
1
ありとあらゆる
症状の改善
2
病気の改善
3
免疫の強化
4
すべての
臓器の休息
5
浮腫の改善、
息苦しさの改善
6
体内の
潜在酵素の
温存
7
最良の
デトックス効果

第4章
食物繊維が生み出す
腸内のミラクル物質
「短鎖脂肪酸」

意外と知られていない食物繊維の正体

この本では、ともかく集中的に「食物繊維」のパワーについて述べています。

そして、その食物繊維を、あらゆる食べ物の中で最も多く含んでいるのが「寒天」です。

私がこのような本を書く動機にかられるのも、私たちの健康に及ぼす食物繊維の超絶なメリットと、寒天という食べ物の素晴らしさを、少しでも多くの人に知ってもらいたいがためです。

そして、声を大にしてそれらを強調しているのは、この食物繊維ほど、これまでの栄養学に軽視されてきた栄養素はないと感じているからでもあります。

そもそも皆さんは、食物繊維とは何モノなのか、よく知っているでしょうか？

その素顔を、ほとんど知らない人も多いのではないでしょうか。

多くの人は、食事から糖質を摂れば体内でブドウ糖になることや、たんぱく質が分解されればアミノ酸になることを知っています。

また、脂質についても、さまざまな種類の脂肪酸が主成分で、αリノレン酸やＥＰＡ、ＤＨＡなどの不飽和脂肪酸を含む油脂が体にいいということを、漠然とでも知っている人が多いことでしょう。

では、お尋ねします。

――食物繊維は、私たちの体の中でどうなるのですか？

ここで出てきそうな答えの１つは、「消化されないので、栄養素としては利用できません」というものでしょう。

実際、食物繊維は、食べ物に含まれているさまざまな栄養素のうち、人間の持つ消化酵素では消化されない成分です。そのため食物繊維は、私たちの直接の栄養源にはならないと考えられています。

とはいうものの、腸内細菌のエサになって、私たちの健康に有用な善玉菌を増やし、また、排便を促して便秘にならないようにしてくれているのが食物繊維である……とされています。

普通に世の中で語られている食物繊維のプロフィールは、そこまででしょう。

これから私は、「人間に有用な食物繊維と善玉菌の働き」とは、いったいいかなるものなのかを考えていきたいと思います。

——食物繊維は、どのように善玉菌を増やすのか？

——腸の中にいる善玉菌は、どのように私たちの健康を支えてくれているのか？

——食物繊維は、本当に私たち人間の栄養になっていないのか？

そこまで語り尽くします。

どうですか、ワクワクするような、すごいテーマでしょう？

栄養素は分子の大きさによって性質が変わる

栄養学上、食物繊維が「炭水化物」の中に分類されていることは、第１章でも述べたとおりです。

私たち人間にとって最も主要なエネルギー源である糖質も、炭水化物の仲間です。そして私たちは、ふだん「炭水化物」と「糖質」という言葉を、それほど厳密に区別して使っていません。

食物繊維が「炭水化物」なら、普通に考えて、私たちが食物繊維をエネルギー源にしていないのは、不思議な気がしないでしょうか。

食物繊維が糖質のようにエネルギーとして使われないのは、先ほども述べたように消化されないからです。

端的にいって、消化されていない食物繊維は分子が大きいので、そのままでは私たちの腸管から吸収されません。

では、分子が大きいとは、どういうことでしょう。

栄養素も含め、物質にはその性質を保つために必要な構造があります。そして、特定の物質が固有の性質を保つために取っている構造が、「分子」と呼ばれるものです。

1つの分子は、ほんの数個の原子からできていることもあれば、数万個に及ぶ原子から構成されていることもあります。

そして、数個から数百個ぐらいの原子でできているものを「低分子」、1000個以上の原子からできているものが「高分子」と呼ばれます。

食べ物として消化管（胃腸）に入ってくる成分は、ほとんどが膨大な原子がくっついた高分子なので、そのままでは腸管から吸収されません。

私たちの体が利用している栄養素は、唾液、胃液、胆汁、膵液といった消化液や、その中に含まれている酵素によって分解され、初めて腸から吸収される

3大栄養素の消化システム

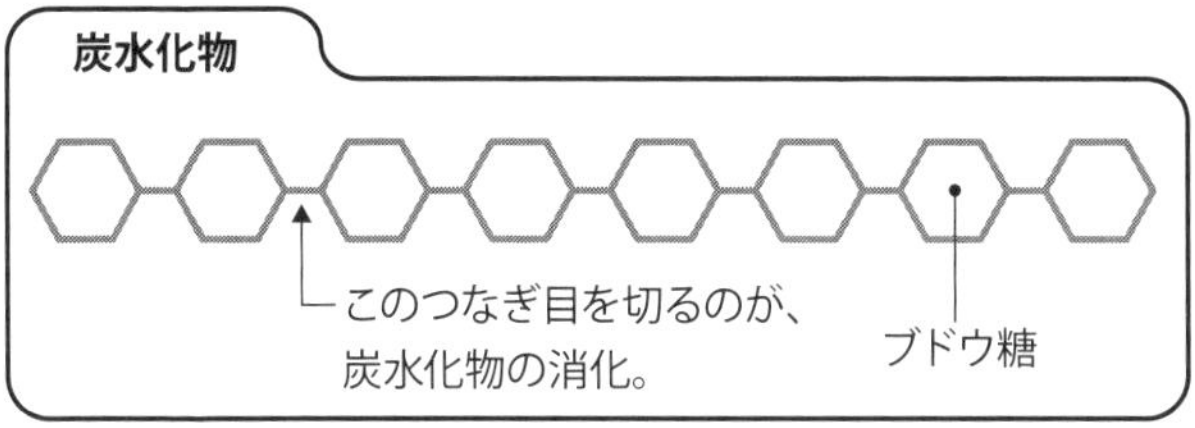

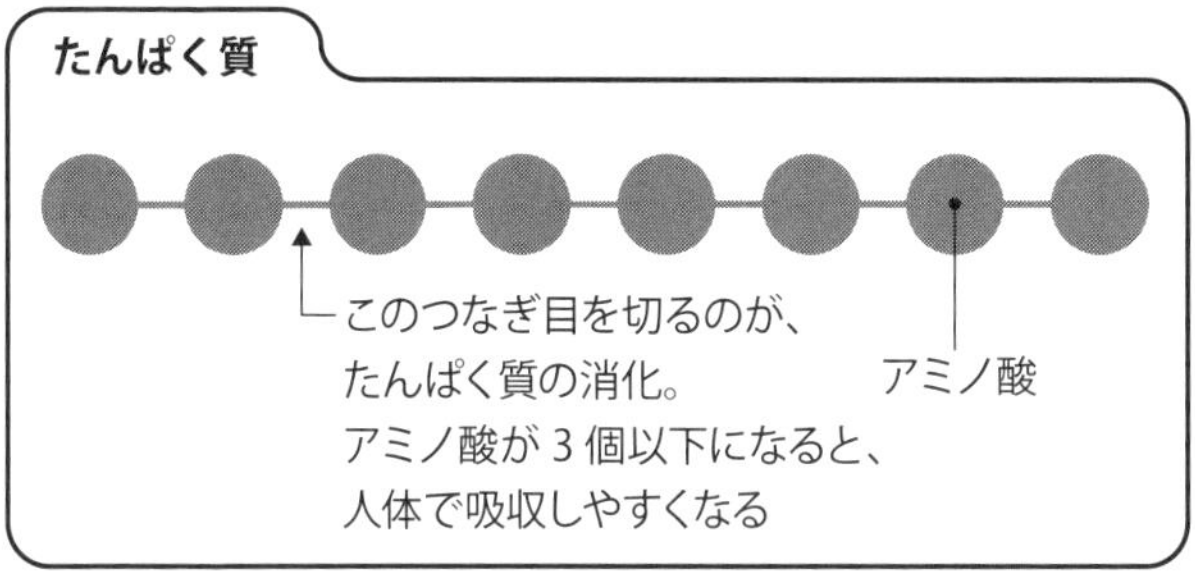

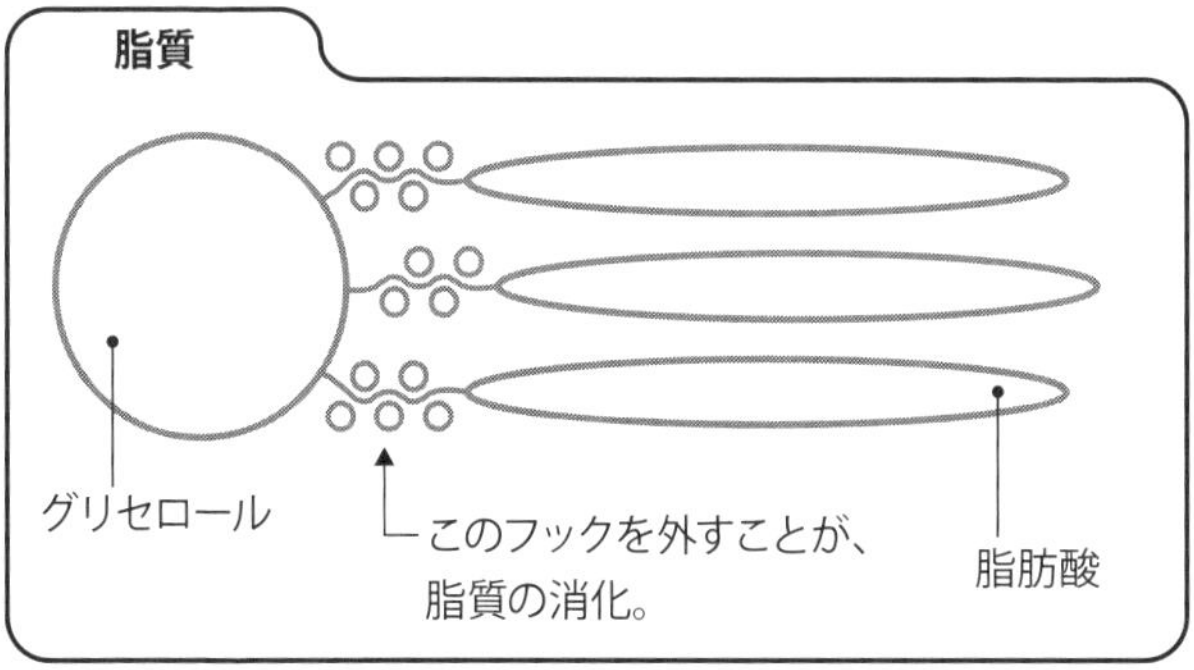

低分子になるのです。

それが、ブドウ糖やアミノ酸、脂肪酸などの姿です。

食物繊維は、その多くが「多糖類」と呼ばれるように、糖質がたくさんつながった分子ですが、私たちの消化酵素では低分子に分解されません。

したがって、私たちは、食物繊維をエネルギー源として利用することはできないのです。

とりあえず、いったんそういうことにしておきましょう。

食物繊維を消化して大きな体に育つ牛の秘密

ただし、食物繊維は、そのままゾロゾロと便の中に出てくるわけでもありません。

人間の消化酵素で分解されないからといって、消化管内でずっと高分子のまま存在するわけではないのです。

腸内細菌のエサになる食物繊維は、腸管内で「ある物質」に変化しています。そして、私たち人間にも利用できる形に生まれ変わっているのです。

ここで、説明の糸口として、食物繊維を消化し、栄養素（まさにエネルギー源の１つ）として利用している「牛」のことを考えてみましょう。

牛は草しか食べませんが、その草を消化し、吸収した栄養素で、あの筋肉を作るたんぱく質や、食肉を霜降りにする脂質を身につけます。

草だけを食べて、あのように大きく育つ秘密はどこにあるのでしょうか？

反芻動物（食べた草を反芻する草食動物）である牛には、胃が４つあります。

ところが、３番目までの胃には、消化酵素が分泌されていません。第４の胃で、初めて消化酵素が出てくるのです。

実は、牛の1番目から3番目までの胃には、生まれながらにプロトゾアという名前の原虫（単細胞の微生物）が共生しています。草をエサにしているこの原虫は、牛の胃に寄生して、牛の食べる草にありついているのです。

牛が咀嚼した草を飲み込むと、その草は3つのものの働きで消化されます。それは、①草自体が持つ酵素と、②草についていた細菌の出す酵素、そして、③牛の胃に寄生している原虫のプロトゾアです。

こうして消化が進んだ草は、第2の胃、第3の胃に送られて、さらに消化が進みます。そして、いったんドロドロに溶けた草は、原虫といっしょに吐き戻されて、口に戻ってきます。牛やヤギなどの特徴である「反芻」といわれる行為です。

そうして咀嚼、嚥下と反芻が繰り返された草は、最後に第4の胃まで行って、牛自身の酵素によって分解されるのです。

この消化の過程で、草に含まれている食物繊維が発酵し、作られている物質があります。それが、「短鎖脂肪酸」です。

牛の巨体を作っている筋肉は、草に含まれているたんぱく質と、膨大な数の原虫の死骸からできています。そして脂肪は、大量の短鎖脂肪酸から作られるのです。

食物繊維から生まれる「短鎖脂肪酸」とは

短鎖脂肪酸は、牛などの反芻動物を対象とした研究を通じて、１９４０年頃から研究されていたようです。しかし、人の健康を左右する物質として注目されるようになったのは、１９９０年代以降と、ごく最近です。

牛は、草の食物繊維を発酵させて作り出した短鎖脂肪酸を吸収して、全身の脂肪を作ったり、細胞内でのエネルギーの産生に使ったりしています。

では、牛の脂肪組織を作り、エネルギーを生み出している短鎖脂肪酸とは、いかなる栄養素なのでしょうか？

脂質の成分である脂肪酸は、炭素（元素記号C）、水素（H）、酸素（O）という3つの原子で構成されています。そして、分子の中に含まれている炭素の数や、そのつながり方によって分類されます。

短鎖脂肪酸と呼ばれているのは、分子に含まれている炭素の数が6つ以下の小さな脂肪酸です。例えば、酢の主成分である酢酸や、バターなどの成分である酪酸も、短鎖脂肪酸の一種です。

脂肪酸は、一般に脂質が分解されてできる栄養素ですが、酢の中に含まれている酢酸などは、発酵という作用によってできる短鎖脂肪酸の一種です。

短鎖脂肪酸には、そのほかにも、プロピオン酸、カプロン酸、イソ吉草酸、コハク酸、乳酸など、さまざまな種類があります。

短鎖脂肪酸は、中鎖脂肪酸（炭素数８〜９）や長鎖脂肪酸（炭素数10以上）と比べて短いため、腸から吸収されると、すぐに液状化します。

やや汚い話になって恐縮ですが、牛には、いつもよだれを垂らしているイメージがあります。「商いは牛のよだれ」なんて、ことわざもあるほどです。

牛があのように、口から大量の唾液を分泌しているのは、草を消化するために唾液腺が発達しているからです。そして、その唾液を含む「粘液」も、元はといえば短鎖脂肪酸からできているのです。

私たちの腸内細菌も「短鎖脂肪酸」を作っている

ここで、私たち人間の体に話を戻しましょう。

そして、大事なことを１つ思い出してください。

ご存じのとおり、私たちが食べた食物繊維は、消化されずに腸に届き、そこで善玉菌のエサになります。

さて、善玉菌は食物繊維をどのようにしてエサにしているのでしょうか？

そうです。「発酵」させているのです。

そのとき、私たちの腸の中でも、牛ほど目立ちませんが、短鎖脂肪酸が作られているのです。


私たちの腸内細菌は、宿主（人間）の健康に及ぼす影響から、「善玉菌」と「悪玉菌」に分けてとらえられています。

ビフィズス菌や乳酸菌などは、私たちの健康によい影響を与える「善玉菌」の代表格、そして、ウェルシュ菌や大腸菌などが、人体に悪い影響を与える「悪玉菌」の代表格として知られています。

この善玉菌と悪玉菌をどこで分けるか、その大きな差をとらえるなら、腸の中で行っていることが「発酵」なのか「腐敗」なのかということに行き着きます。

善玉菌が食物繊維を発酵させて「短鎖脂肪酸」を生み出しているのに対して、悪玉菌のほうはたんぱく質を腐敗させて「毒素」を作り出しているのです。

例えば、がんになった人の便を調べてみると、善玉菌が限りなくゼロに近くなっている一方、悪玉菌が30％以上にも増えてしまっている状態がよく見られます。

悪玉菌が増えると、腸の中で便の腐敗がどんどん進み、その毒素が血液を汚して全身に回っていきます。それが、細胞を汚染して動脈硬化などの老化現象を加速させたり、がんを発生させたりするのです。

一方、私たちのあらゆる内臓の壁は、粘膜に覆われており、粘液に守られています。その粘液が、善玉菌の作り出す短鎖脂肪酸を材料として作られているのです。

腸内細菌のバランスを善玉菌優位に整え、短鎖脂肪酸がどんどん作られるようにすれば、内臓の粘膜も潤い、私たちは炎症やがん化のリスクから守られることになります。

したがって、健康で長生きするためには、善玉菌を増やす食物繊維をたっぷり摂り、短鎖脂肪酸をしっかり作ってもらうことがカギになるのです。

積極的に酢を摂取することが体によいのも、酢の成分である酢酸、すなわち短鎖脂肪酸の１つが、腸の健康度を高めてくれるからなのです。

最近わかってきた腸内日和見菌の「代理戦争」

善玉菌がたくさん存在する腸内細菌バランス（腸内フローラ）は、腸の若さと健康を保つ絶対条件です。

快便や肥満防止など、腸内の善玉菌が人間にもたらしている恩恵は数知れません。しかし、中でも忘れてならないのは、善玉菌が食物繊維を発酵させて、私たちの健康に欠かせない短鎖脂肪酸を作ってくれているということなのです。

私たちの腸には、重さにして2キロ近くもの膨大な腸内細菌がすんでいます。その種類や数は、伝統的に何を食べてきた民族かによって異なりますが、日本人の腸には、平均して200種類、100兆個の腸内細菌が共生しているようです（こうした数字は、最近の研究でより詳しくわかってきたものです）。

最新の研究によると、100兆個の腸内細菌のうち、いわゆる善玉菌は最大10％、悪玉菌は最大15％の割合で存在しています。従来考えられてきた腸内フローラモデルより、善玉菌と悪玉菌の割合は少なく、その他の日和見菌が多かったようです。

そして、腸内フローラの勢力バランスを決めているのは、実は、腸内細菌の9割前後を占める日和見菌たちだったのです。

善玉菌と悪玉菌のバランス

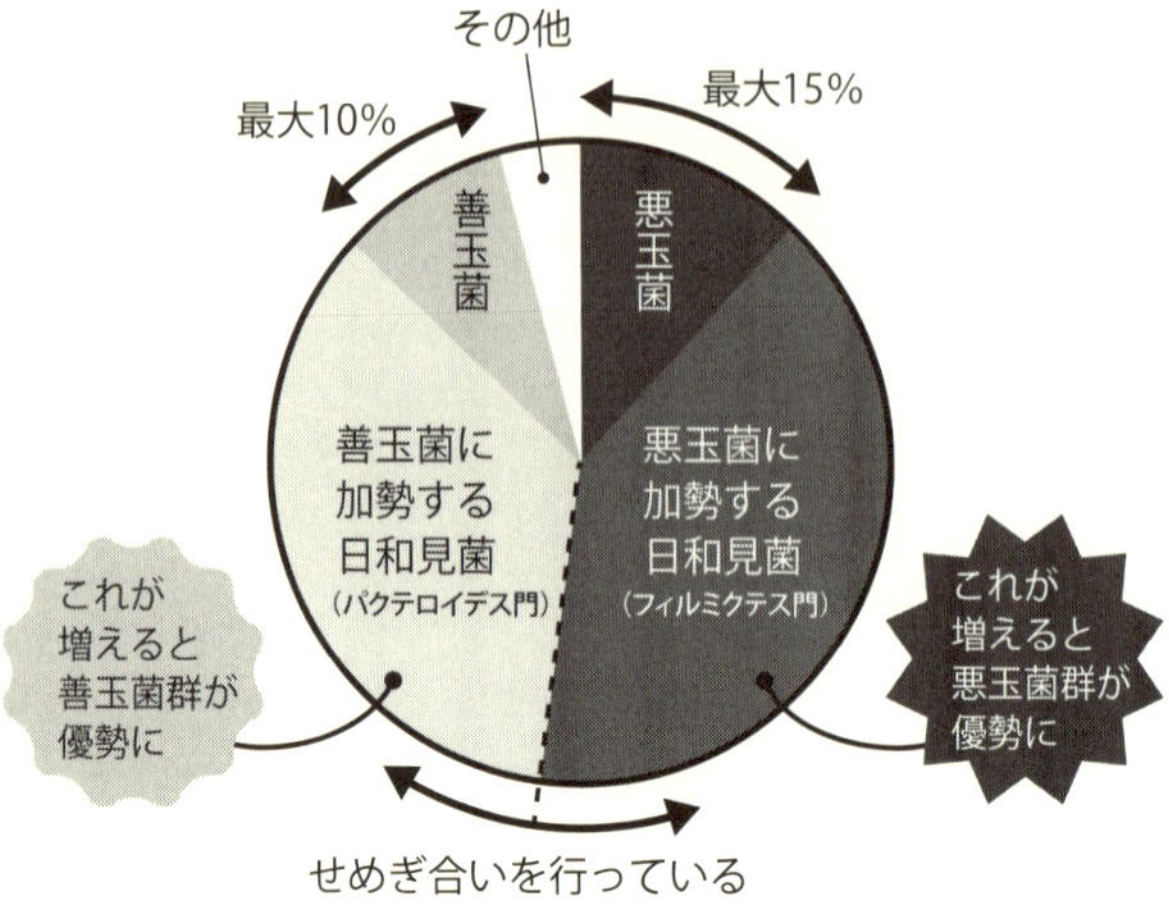

善玉菌の味方をしている日和見菌は「バクテロイデス門」、悪玉菌の手先である日和見菌は「フィルミクテス門」というグループに分類されています。

善玉菌と悪玉菌は、自分たちの味方をしている日和見菌が優勢なときに元気になります。つまり、バクテロイデス門の仲間が増えれば善玉菌がのびのびと活動し、フィルミクテス門の仲間が増えれば悪玉菌が悪さをするといった具合です。

腸内細菌の世界は、このように、

今まで考えられてきたよりもやや複雑で、日和見菌どうしによる、善玉菌と悪玉菌の「代理戦争」のような様相を呈していたわけです。

そして、日頃からたっぷり野菜を食べ、十分に食物繊維を摂っている人のお腹にはバクテロイデス門の「善玉日和見菌」が多く、食物繊維の摂取が足りない人のお腹の中には、フィルミクテス門の「悪玉日和見菌」が多いのです。

とはいえ、今の自分の食生活を当てはめて、がっかりする必要はありません。フィルミクテス門の細菌が支配的な「不健康な腸」の持ち主でも、積極的に食物繊維の摂取を始めれば、２週間ぐらいで腸内細菌のバランスが改善することがわかっています。

「細切り寒天健康法」で、たっぷり食物繊維を摂取する意義が、ここからもおわかりいただけると思います。

寒天をどんどん食べて食物繊維を大量に摂取することこそ、お腹の中で私たちと共生している善玉菌と善玉日和見菌を圧倒的に増やし、最高の腸内環境を作る決定的なキーポイントだといえます。

食物繊維の大量摂取で腸内環境が改善されると、全身に素晴らしい健康効果が及びます。私はかねがね、「元気な腸こそ全身の健康の要である」と強調してきましたが、それは、たとえでも何でもない、人体の真実なのです。

腸内環境を改善すれば「免疫力」がアップする

私たちの体には、病気から体を守る「免疫」という素晴らしいシステムが備わっています。免疫がしっかりと働いていれば、がんをはじめとした病気が予防でき、仮に病気にかかっても、自力で治癒する力が働いてくれます。

その際、「免疫の要」として抜本的な立て直しを図るのも、実にこの腸内環境なのです。

なぜ、腸が免疫の要なのでしょうか。

そこには、腸の構造と役割が深く関わっています。


私たちの体は、日々摂取する食べ物によって作られます。

だからこそ食事の質が重要なのですが、その食べ物を消化し、栄養素を吸収する役割を担っているのが、胃腸に代表される消化器官です。

この私たちの消化器官は、体の「内なる外」ともいわれています。

なぜそう呼ばれるのかというと、口から食道、胃、十二指腸、小腸、大腸を経て肛門に到るトンネルは、胴体の中を通ってはいますが、全身の構造から見て、厳密には体の「外部」だからです。

食べ物が通っていく消化器官の内側の壁は、体の「外部」と「内部」を隔てる壁になっています。

この壁には、食べ物から栄養を吸収する一方で、一緒に入ってきた病原菌や有害物質は、ブロックする役割があります。極端なことをいえば、私たちが強力な病原菌を飲み込んでしまったとしても、それがそのまま腸管を通過して排泄されてしまえば、体の中に害が及ぶことはありません。

そのため、腸管の粘膜には、簡単に病原菌や異物の侵入を許さないように、全身の8割以上のリンパ組織が存在しています。つまり、体を守る免疫細胞の詰め所がたくさんあるわけです。

これを「腸管免疫」といいます。

この免疫システムの中でも中心を担っているのが小腸で、実に全身のリンパ組織のおよそ6割が集中しています。

これほど多くの免疫組織が分布しているのは、栄養素のほとんどを吸収している小腸こそ、体内に侵入しようとする異物に最も多くさらされる場所だからです。

小腸に集中しているリンパ組織では、腸壁がもたらす情報をもとに、リンパ球を活性化したり、抗原（異物）から身を守る抗体が作られたりしています。そして、活性化したリンパ球は、腸内にとどまらず、全身を駆け巡って仲間のリンパ球を活性化し、一部はまた腸管のリンパ組織に戻ってくるのです。腸こそは、全身の組織を病気から守っている免疫の一大基地なのです。

短鎖脂肪酸こそ腸の働きを支えるスーパー栄養素

裏を返せば、腸内環境が悪化すると、この免疫システムもスムーズに働かなくなり、健康を損ねてしまう原因になるわけです。

善玉菌が食物繊維を発酵させて作り出す短鎖脂肪酸は、そのような腸の働きを支えている、極めて重要な成分であり、私たちにとっての「栄養素」です。この短鎖脂肪酸を抜きにして腸の健康を語ることはできない、と私は考えています。

腸内環境の良し悪しを測る尺度である毎日の便は、短鎖脂肪酸が十分に作られているかどうかのバロメーターでもあります。

よいうんちがたくさん出ていれば、腸内環境が好ましく、善玉菌が順調に短鎖脂肪酸を生み出している証です。

大腸は、蠕動《ぜんどう》運動という動きによって内容物（便）を移動させていきますが、短鎖脂肪酸には、この蠕動運動を活発にし、快便を促す働きがあるからです。

短鎖脂肪酸には、このほかにも実に多くの重要な働きがあります。どういう働きをしているのか、もう少し詳しく見ておきましょう。

●小腸での短鎖脂肪酸の働き

まず、栄養素の吸収をつかさどっている小腸から見ていきましょう。

人間の消化酵素では、食物繊維は消化できません。しかし、腸内の善玉菌がそれを発酵させ、短鎖脂肪酸を作り出しています。

善玉菌をはじめとする腸内細菌は、私たちの小腸の後半部に当たる「回腸」という部分から、大腸にかけてすんでいます。

小腸内のｐＨが、６・７～６・５という弱酸性に保たれているのは、小腸で、すでに善玉菌が短鎖脂肪酸を作っているからだと思われます。

小腸における短鎖脂肪酸の働きは、主に「殺菌」です。小腸で短鎖脂肪酸が不足すると、次のような消化器疾患を発症する可能性があります。

・胆管炎、胆管がん、胆のう炎、胆のうがん
・糖尿病

・膵炎、膵がん
・リーキーガット症候群（次章で解説する「腸もれ」を起こす病気）

これを裏返せば、短鎖脂肪酸のすごい病気予防効果がわかります。

例えば短鎖脂肪酸は、膵臓に炎症が起こるのを防いで、糖尿病の発症、進行を防いでいるともいえるわけです。

●大腸での短鎖脂肪酸の働き

続いて、水分やミネラルの吸収と、大便の形成・排泄をつかさどっている大腸における短鎖脂肪酸の役割を、ポイントごとにまとめてみましょう。

①腸管の運動と収縮を促す

酢酸などの短鎖脂肪酸が、大腸の蠕動運動を促進することは先ほど述べたとおりです。

また、大腸は、消化された食べ物が入ってこなくても、ある程度決まったトンネル状の形を維持しています。これは、短鎖脂肪酸が大腸の壁を持続的に収縮させているためです。短鎖脂肪酸の働きがなくなると、腸壁がゆるんで、大腸は閉塞してしまいます。

②腸壁の粘膜を守り増やす

善玉菌による発酵作用で食物繊維から作られる短鎖脂肪酸は、97％以上が大腸から吸収されます。

吸収された短鎖脂肪酸は、全身の粘膜を守る粘液の材料になり、大腸自体の粘膜を守っている粘液も、もちろん短鎖脂肪酸から作られています。

さらに短鎖脂肪酸には、大腸や小腸の腸壁を構成している上皮細胞のうち、粘液を分泌する粘膜細胞の増殖を促し、盛んにします。腸の粘膜を守るだけでなく、増やす栄養素だということができます。

胃液もこれが作ります。胃粘液のおかげでｐＨ１の強酸性でも胃潰瘍にならないのです。その胃粘液を作るのも短鎖脂肪酸です。

③大腸での水分などの吸収を促す

大腸には、水分やミネラルを吸収する役割があります。

亜鉛、鉄、カルシウム、マグネシウム、マンガン、セレニウム、クロムといった、健康の維持に関わるミネラルの吸収に、大腸は重要な役割を果たしているわけです。

短鎖脂肪酸には、大腸や小腸の粘膜細胞を増やし、水分やミネラルの吸収能力をアップさせる働きがあります。

寒天を食べて短鎖脂肪酸を増やすのが健康の早道

私たち人間には、食物繊維を消化する酵素の持ちあわせはありません。しかし、だからといって「食物繊維を栄養素として活用していないわけではない」ということが、これでおわかりいただけたでしょう。

私たちのお腹の中には、食物繊維を発酵させて短鎖脂肪酸というスーパー栄養素を作り出す腸内細菌がすんでいます。そして、彼らが作り出す短鎖脂肪酸を、私たちは全身の組織を守る粘液の材料にしているのです。

この意味は、人間の健康にとって極めて重要です。

私たちが粘膜から分泌している粘液は、組織の潤いを保ちながら傷つかないように保護するほか、殺菌作用などによって異物からも守っているからです。

すなわち人類は、腸内細菌の働きを借りながら、自分たちの体を守るために欠かせない栄養素として「食物繊維」を分解、利用してきたということです。

涙も、唾液も、鼻水も、胃液も、気管支や肺胞を守る粘液も、十分に作れるかどうかは短鎖脂肪酸しだいです。

短鎖脂肪酸が不足すれば、粘膜に炎症が起こりやすくなるので、ドライアイ、ドライマウス、鼻炎、胃炎や胃潰瘍などが起こりやすく、万病のもとであるカゼもひきやすい体質になってしまうでしょう。胃の粘液は1ミリの薄さで胃の粘膜を覆い、胃を守ってくれるのです。

こうして考えてくると、健康と不健康の分かれ目は、まさに、お腹の中でスムーズに善玉菌による発酵が進み、短鎖脂肪酸が豊富に作られているかどうかにかかっているのだとわかります。

その短鎖脂肪酸を作るためには、善玉菌のエサである食物繊維の摂取が欠かせません。したがって、健康増進には「寒天」の摂取が最善の方策になるのです。

第5章

現代の日本人に難病が増えた原因は食物繊維不足

食物繊維の少ない食事は日本人の体質に合っていない

食物繊維は、ただ便通をよくするだけの食べ物のカスではなく、腸の中で「短鎖脂肪酸」に変化する栄養素であることがわかりました。そして短鎖脂肪酸は、「あらゆる臓器の守護神となる粘液の材料」でもあります。

その事実を知った以上、寒天をたくさん食べて、どっさり食物繊維を摂らないわけにはいきません。

ところが残念ながら、日本人の食物繊維摂取量は、年々減少傾向にあるのが実態です。

厚生労働省が発表している「国民健康栄養調査」によると、１９４７年に１日当たり平均、約28グラム摂取されていた食物繊維が、70年後の２０１７年には、14・４グラムとほぼ半分しか食べられなくなっています。

日本人のたんぱく質摂取量と食物繊維摂取量の推移

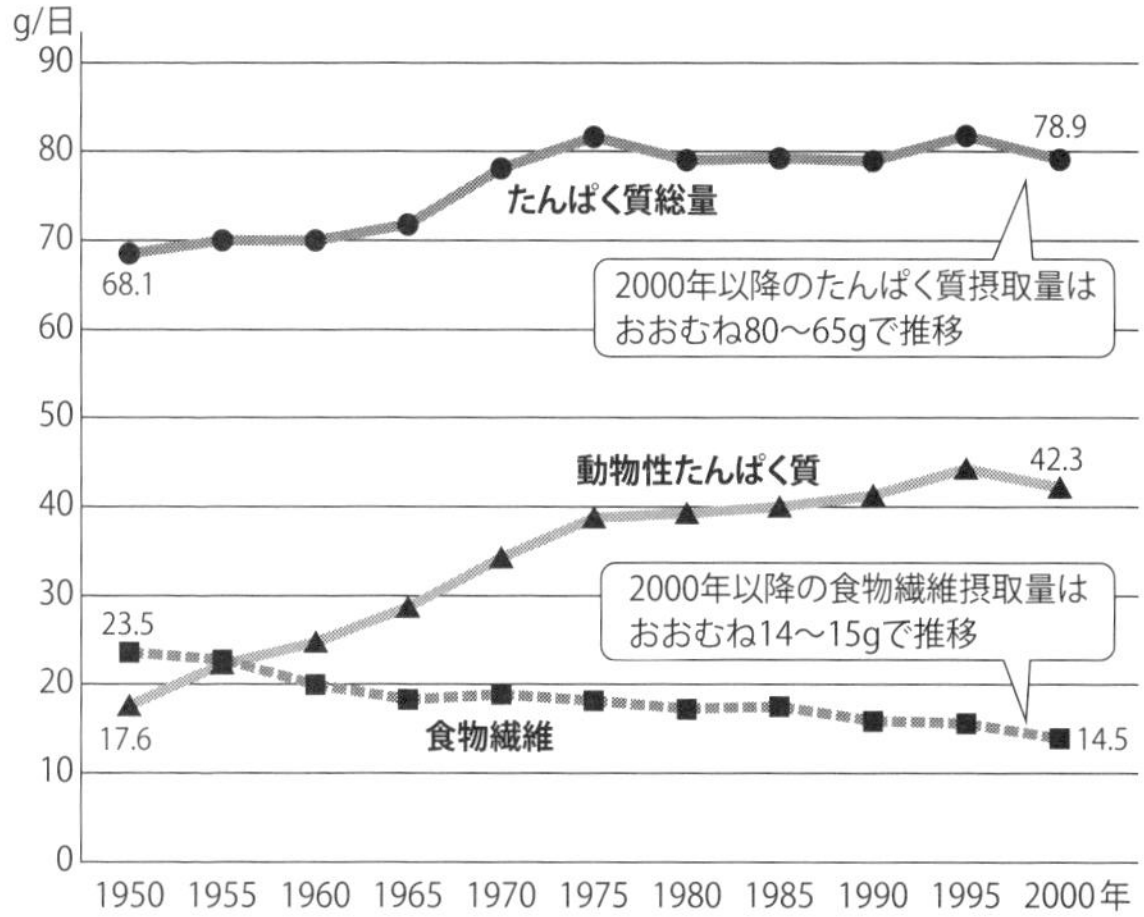

戦前となる1945年以前のデータはありませんが、昔の平均的な日本人は毎日30〜35グラムの食物繊維を摂取していたと考えられています。

戦前のわが国では、畑や庭で取れる野菜をふんだんに摂りながら、摂取カロリーのほとんどを米や麦などの穀類によってまかなっていたからです。

戦後の日本人は、食の欧米化によって、肉や乳製品の摂取が急増し、その代わりのように、米や大麦などの穀類を食べる量が減っています。

穀類をあまり食べなくなったことが、食物繊維摂取量が大幅に減少した1つの理由です。

しかし、そうした食事内容の変化は、生活習慣病が増加の一途をたどっている最大の要因だといえます。

伝統的に雑穀を多く食べてきたご先祖たちの食事内容は、今でも私たち日本人の体質に大きな影響を及ぼしているからです。

その1つの表れが、「やせていても糖尿病になる人」の割合が多いことで、日本人だけでなく、多くのアジア人に共通している体質です。

それに対してヨーロッパ系の欧米人には、日本人より断然肥満した体形が多いにもかかわらず、割合に糖尿病を発症しにくい傾向があります。

これは、ヨーロッパ系の民族が昔から比較的多くの動物性食品を摂取してきて、脂肪を備蓄エネルギーとして蓄えやすい体質になっているからです。

そのように体質が異なるにもかかわらず、欧米風の食事をありがたがっているところに大きな間違いがあります。

その結果として現代の日本人には、昔の日本人にはは少なかった生活習慣病が、欧米人以上に急増しているのです。

体質に合わない動物性食品の多食はすぐにやめて、植物性の食物繊維食品の摂取を増やさなければなりません。それが野菜や果物であり、海藻なのです。

特に海藻は、和食に極めて特徴的な健康食材です。寒天の原料も海藻であり、これほど日本人の体質に合った食べ物はありません。

食物繊維の摂取が減ったから「腸の難病」が急増した

日本人の食事摂取基準（２０１５年版）では、食物繊維の目標摂取量は、18～69歳で１日当たり男性20グラム以上、女性18グラム以上とされています。

しかしながら実情は、平均14・4グラムの摂取にとどまっており、摂取基準にまったく足りていません。

現代の日本人に、がんをはじめとする、さまざまな生活習慣病、アレルギー性疾患などが増えている大きな理由は、この食物繊維不足にあります。

がんの中でも、最近特に目立っているのは大腸がんが急増していることです。大腸がんで命を落とす日本人の数は、1950年頃には、年間約5000人ほどでした。ところが現在では、その10倍の約5万人が、毎年大腸がんで亡くなっています。

国民全体で食物繊維の摂取不足を解消していかなければ、この大腸がんをはじめとするがん患者の増加傾向に、しっかり歯止めをかけることは難しいと思われます。

増え続けている大腸がん

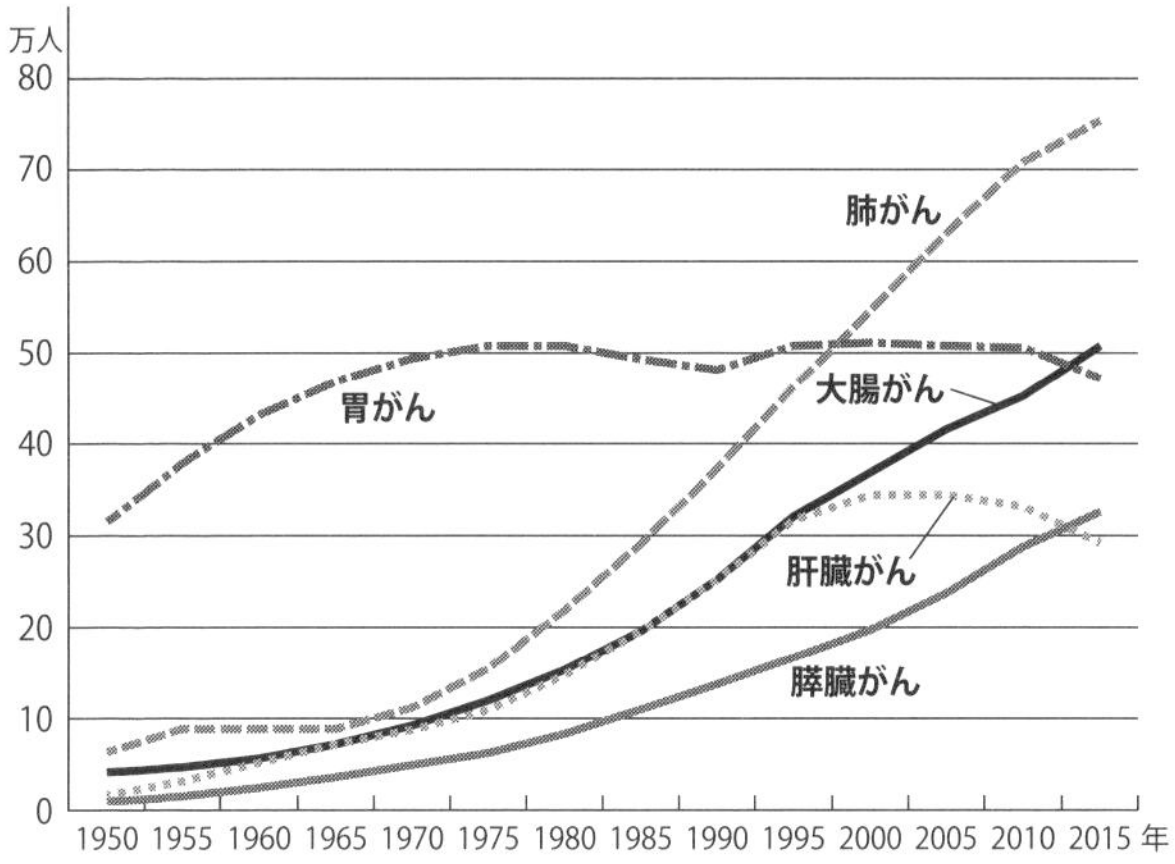

昔はほとんど見られなかったのに、最近になって急増している難病といえば、がんだけに限りません。

まずは、やはり腸の病気から見ていきましょう。

しばらく前から、ちょっとしたきっかけで急にお腹が痛くなり、トイレに駆け込みたくなる「過敏性腸症候群」の増加が話題になっています。

この腸の病気は「ＩＢＳ」という別名でも知られていますが、原因がよくわかっていません。ストレスや不規則な生活が原因ではないかなどともいわれていますが、そんなわけはないでしょう。

私は、過敏性腸症候群も「食物繊維の不足」がもたらす腸の不調の１つであろうと考えています。


腸に生じる難病は、現代の日本人に驚くほど増えています。

例えば、消化器官のあちこちに慢性の炎症を起こす難病に、「クローン病」があります。この病気は難病に指定されていますが、毎年１５００人前後、患者さんが増加しており、２０１４年度には、４万人以上の人が「特定疾患医療受給者」に登録されています。

また、クローン病に近い特徴を持つ炎症性の腸疾患に「潰瘍性《かいようせい》大腸炎」もあります。その患者さんも近年、17万人を超えています。これは、１９７５年と比べて１００倍以上に上る数です。

このようにデータを示すと、むしろ、「昔は難病が少なかった」という事実に驚くのではないでしょうか。

ですが、かつての日本人に難治性の腸の病気が少なかったのは、当然といえます。

日々30グラム前後か、それ以上に多くの食物繊維を摂っていたからです。

腸に起こる難病は、実は食物繊維不足が招いているのです。

花粉症やアトピーも食物繊維の不足が原因

また、昔はかかる人が少なかったのに、現代人が「当たり前」と思ってしまっている身近な病気に、花粉症があります。

花粉症は、ご存じのとおりアレルギー性疾患の１つです。

アレルギー性疾患というのは、免疫のバランスが崩れて、本来なら外敵ではないはずの花粉とか動物の毛などに、過敏に反応してしまうようになる病気です。

免疫が「本当はいない外敵」を排除しようとするので、炎症（免疫反応）が起こって、くしゃみ、鼻水、発熱といった症状が現れます。

アトピーやぜんそくなども同様で、人体の外敵ではない食べ物などに過敏反応を起こしてしまいます。こうしたアレルギー性疾患も、近年非常に増えています。

実は、免疫の病気であるアレルギーは「腸の病気」から派生しているという見方が、最近では有力になっています。

そう考えられるようになった大きな理由が、腸内環境の悪化が招く「リーキーガット症候群（腸もれ症候群）」の報告です。

この腸もれ症候群は、１９９０年頃から注目されるようになり、２００７年にハンガリーで肥満栄養学会が開かれる頃には、全世界の注目が集まるようになりました。

この病名の「リーキー」には漏れるという意味があります。そして「ガット」は腸管のことです。リーキーガット症候群とは、腸管のほころびによる病気なのです。

小腸には、消化された栄養素を吸収するひだ状の「絨毛部《じゅうもう》」が無数にあります。リーキーガット症候群になった腸では、この絨毛部に炎症が起こり、そのほころびから本来なら吸収してはいけない「大きな分子」が取り込まれてしまうのです。

血液中に入った異様に大きな分子は、当然、免疫システムに異物と認識され、免疫反応を引き起こします。

これが、さまざまなアレルギーの原因になっていると考えられるのです。

リーキーガット症候群を防ぐ方法は、大腸がんや過敏性腸症候群とまったく同じです。すなわち、寒天などからたっぷり食物繊維を摂取して、腸内環境を整えることが根本的な解決となるのです。

そして、腸が免疫の要であることも、ここで思い出してください。腸を元気にすることが、免疫の立て直しにつながり、アレルギーの解消にもつながるのです。

健康の大敵「血液ドロドロ」とはどういう現象なのか

リーキーガット症候群とアレルギーをめぐって血管内に話が及んだので、ここで、血液のことを少し考えておきましょう。

健康の目安として「血液サラサラ」とか「血液ドロドロ」といった言葉を聞くことがあると思います。

そのうち、「血液サラサラ」は、まあイメージしやすいでしょう。では、不健康な「血液ドロドロ」というのは、いったいどういう状態を指すのでしょうか。

一般的には、血液検査で血糖値や中性脂肪値などが高い状態を、「血液ドロドロ」と説明されることが多いと思います。ブドウ糖やトリグリセリド（中性脂肪）の濃度が高い血液も、たしかに一種のドロドロ状態といえます。

しかし特殊な検査をすると、血液検査ではわからない「ドロドロ血液」の姿を、実際に見ることができます。

その検査はＬＢＡ（ライブ・ブラッド・アナライシス）といって、採血直後の「生きた血液」を、光学顕微鏡で約千倍に拡大して見る方法です。

この検査を行うと、その人の血液の健康状態が如実にわかります。

健康な人の血液は、丸い赤血球が勢いよく泳いでおり、異物もあまり見られません。これが「サラサラ血液」です。

一方、肥満している人や生活習慣病を抱えているような人は、赤血球どうしがコインのようにいくつも連なって連銭形成（ルローー化）していたり、形がゆがんで金平糖状になったり（アキャントサイト化）しています。

それがドロドロ血液の姿です。

私は、LBAも利用しながら、患者さんに健康的な食事法を指導し、腸と血液を浄化して病気を治しています。

私たちの体は食べ物で作られますから、血液にも食べているものの影響が出ます。例えば、赤血球のルロー化が多く見られるのは、肉を食べ過ぎている人。たんぱく質のかけらが赤血球どうしをベタベタとくっつけてしまうからです。

アキャンソサイトは、細菌に感染して変形した赤血球です。これは、食物繊維の摂取が不足し、便秘が常態化している人に多く見られます。

甘いお菓子を食べ過ぎている人の血液には、「シュガークリスタル」と呼ばれる結晶が見られます。また、タバコの煙に含まれているタールが、巨大な異物として血液中に観察される人もいます。

血液には、食べているものや生活習慣の影響がはっきりと現れるのです。

食べ物が体内で引き起こす老化現象「糖化」

甘い物を食べ過ぎている人の血液中に多いシュガークリスタルは、細菌や真菌にとってかっこうのエサとなります。

それだけでなく、血液中に増え過ぎた糖は、さまざまな組織を作っているたんぱく質にくっついて、性質の違う化合物に変化させてしまうのです。

変質したたんぱく質は、本来の働きができなくなるので、組織の老化が進み、さまざまな病気を作る元になってしまいます。

たんぱく質に糖が結合して変質させるこの現象は「糖化」といわれ、最近、老化の原因として話題になることが増えてきました。

皆さんの中は、老化や病気の原因というと、活性酸素による「酸化」を思い起こす人が多いのではないかと思います。もちろん、それも大正解です。

私たちの体内では、酸素を元にして毒性の強い活性酸素が作られています。この活性酸素は、免疫細胞がその毒性を利用して病原菌を退治する武器にも使っている、大切な物質です。しかし、増えすぎると正常な組織の細胞を酸化し、老化を促進してしまいます。

この酸化が、物質に「酸素」が結び付く反応であるのに対して、糖化のほうは、たんぱく質に「糖」が結び付く反応です。いずれも老化につながる反応であり、今や酸化とともに「糖化」の予防が大きな課題になっているといえます。

その糖化も、酸化と同様、全身に病気を招く原因になります。

例えば、血管のたんぱく質で糖化が進めば、血管がもろくなって動脈硬化を起こし、心臓病や脳卒中を招くリスクが高まります。

皮膚や骨の組織を支えているコラーゲンもたんぱく質ですから、糖化すると、肌の老化や骨粗鬆症《こつそしょうしょう》などの原因になります。

糖化という言葉は、酸化よりも耳慣れないと思いますが、やはり同じように、どこにどんな病気を引き起こすかわからない「万病の原因の１つ」なのです。

組織の糖化によってリスクが高まる病気には、次のようなものがあります。

・肝臓病
・動脈硬化と、それに伴う虚血性心疾患、脳血管疾患
・腎臓病、肝臓病
・神経の老化、認知症、パーキンソン病
・目の老化（白内障、網膜症）、耳鼻科疾患
・骨の老化（骨粗鬆症）
・組織細胞の老化、がん、壊死《えし》、壊疽《えそ》
・免疫細胞の老化、自己免疫疾患（膠原病《こうげんびょう》）

糖尿病の指標HbA1cは赤血球の「糖化」を示している

ちなみに、この糖化という反応は、1912年にルイ・カミーユ・マイヤールという化学者によって初めて報告されました。彼は、たんぱく質と糖質をいっしょに加熱すると、褐色の物質（糖化産物）ができることを発見したのです。フランス人であるマイヤール博士の名前を英語で読むと「メイラード」となるため、この反応は「メイラード反応」と呼ばれています。

これは、化学反応としては、体内で起こる糖化とまったく同じものです。マイヤール博士が体の外の実験で見つけたメイラード反応が、実は、私たちの体内でもジワジワと進んでいるというわけです。

体内で糖化が進行しやすくなる病気として、まず挙げられるのが「糖尿病」です。糖尿病に伴う高血糖とは、要するに血液中に余分なブドウ糖があふれている状態です。

血糖値が高く、血液中のブドウ糖が多いほど、それがたんぱく質に結合して糖化を起こしやすいことはいうまでもありません。高血糖によって組織の糖化が進むことも、糖尿病の人に起こる合併症の大きな原因なのです。

糖尿病の診断に用いられるヘモグロビンＡ１ｃ（ＨｂＡ１ｃ）という検査値がありますが、その検査で測定する物質も、実は糖化産物の一種です。

ＨｂＡ１ｃは、赤血球の主な成分であるヘモグロビンというたんぱく質に、血液中のブドウ糖が結合した糖化産物です。

赤血球の寿命は約１２０日なので、糖化したヘモグロビン（ＨｂＡ１ｃ）も寿命が来ればなくなります。しかし、赤血球が半分入れ替わるまでには約60日かかるため、ＨｂＡ１ｃを調べると、長期間の血糖値のコントロール状態がわかるのです。

ある時点で測った空腹時血糖値がそれほど高くなくても、ＨｂＡ１ｃが高ければ、血糖値が高めで推移しているということになります。

ＨｂＡ１ｃの基準値は５・６％未満で、６・５％以上になると糖尿病と診断されます。そして、８％以上のＨｂＡ１ｃ値が続くと合併症が非常に進みやすくなるとされています。

糖尿病の合併症には、さまざまな病気が挙げられていますが、その本質をとらえて言い換えるなら、全身の血管で「糖化」や「酸化」の影響による老化が進行しているということです。

ただ、ブドウ糖がたんぱく質に結合しても、初めのうちは元に戻ります。しかし、結合をくり返すうちに構造が変化し、最終的にはたんぱく質と糖の結合が強くなって、離れなくなってしまいます。

こうしてできた糖たんぱく質は、ＡＧＥまたはＡＧＥｓ（終末糖化産物）と呼ばれます。ＨｂＡ１ｃは、厳密にいうと、このＡＧＥになる一歩手前の「アマドリ化合物」と呼ばれる糖たんぱく質です。

ＡＧＥを多食するようになって老化が促進されている

酸化は、しばしば体の「サビつき」とたとえられますが、糖化はいってみれば「コゲつき」です。糖化、すなわちメイラード反応とは、ホットケーキなどを焼いたときに茶色いコゲができるのと同じ反応だからです。

マイヤールの史実からもわかるとおり、食べ物に含まれているたんぱく質と糖質は、調理法によって結合し、ＡＧＥを作ります。

ホットケーキのコゲは、卵や牛乳に含まれているたんぱく質に、砂糖が結合してできます。それと同じように、たんぱく質を多く含む食材を、糖といっしょに焼いたり揚げたりすれば、ＡＧＥができやすいわけです。

注意したいのは、毎日の食事でＡＧＥを多く含んでいる食べ物を多く食べていると、体内にＡＧＥが蓄積されて老化を促進してしまうということです。

ＡＧＥを含んでいる食べ物を少しぐらい食べても、そのほとんどは排泄されて体の外に出ていくのですが、糖化した食品をたくさん食べ続けていると、体の中にどんどんＡＧＥが増えてしまうのです。だいたい、食べ物から摂取したＡＧＥの約７％が体内に蓄積されるといわれています。

例えば、ポテトチップスやフライドポテトは、高ＡＧＥ食品の代表なので、気軽におやつにしている場合ではありません。

また、食事で食べる食材も、調理の仕方によってＡＧＥの量が変わります。まず、高温で長時間調理するほどＡＧＥは増加します。そして、油を使った料理にも多くのＡＧＥが含まれています。

加熱した肉料理（バーベキュー、ステーキ、トンカツ、唐揚げ、焼き鳥など）は、極めて高ＡＧＥであり、特にベーコンやソーセージなどの加工肉は、初めからＡＧＥのかたまりのような食べ物です。

食品のAGE値（100グラムあたり測定例）

ベーコン	91577kU
フランクフルト（焼き）	11270kU
鶏肉唐揚げ	9732kU
牛肉ステーキ（グリル）	7416kU
ローストビーフ	6071kU
牛肉（生）	707kU
鮭フライ（パン粉付き）	1498kU
鮭（生）	528kU
プロセスチーズ	8677kU
モッツアレラチーズ	1677kU
ハンバーガー	5418kU
パンケーキ	2263kU
フレンチトースト	850kU
トースト	107kU
フライドポテト	1522kU
ジャガイモ（ゆで）	17kU
絹ごし豆腐	488kU
キュウリ（生）	31kU
トマト（生）	23kU
メロン（生）	20kU
ブドウ（生）	16kU
リンゴ（生）	13kU
ニンジン（生）	10kU
バナナ（生）	9kU
キャベツ（生）	8kU

「揚げ」「炒め」「焼き」といった名のつく料理はＡＧＥが多いので、健康のためには「蒸し」「煮」「茹で」などの料理を基本にするとよいでしょう。

最近のことですが、フランスのポワティエ大学と米国のサンライト・ニュートリション＆ヘルス研究所が共同で、各国のＡＧＥ摂取量を試算しました。

この研究は、認知症の中で最も多い「アルツハイマー病」のリスク要因としてＡＧＥに着目したもので、「ＡＧＥの摂取が少ないほどアルツハイマー病のリスクが下がる」と報告しています。

この報告では、日本人の１日当たりのＡＧＥ摂取量も推計されています。

それによると、日本人の２００５年の平均ＡＧＥ摂取量（１１８３０kU）は、１９６１年（３７３０kU）の３倍以上になっています。

近年のアルツハイマー病の急増には、ＡＧＥが多い食べ物の摂取が増えたことも、深く関わっていると考えられます。

ます。

血糖値を急上昇させて糖化を促す高GI食

一方、体の中でも、糖がたんぱく質に結合して老化物質のAGEを作っています。

体内でAGEが作られてしまう最大の原因は、高血糖です。

食べ物として体内に入ってくるAGEを減らすことも大事ですが、それ以上に気をつけなければならないのが、血液中にブドウ糖があふれていると、それがたんぱく質に結合して老化を促進してしまうということです。

そのため、私たちが極力避けるべき食品として、高AGE食とともに、GI値が高い「高GI食」を挙げなければなりません。

食べ物には、食品ごとにGI値（グリセミック指数）という指標があって、その指数が高い食品ほど「高GI食」と呼ばれています。

高GI食というのは、文字どおり「血糖値（グリセミック・インデックス＝GI）を上昇させやすい食べ物」のことです。食後の血糖値を上げやすい食べ物が高GI食で、それほど上昇させない食べ物は「低GI食」と呼ばれています。

先ほども述べたように、私たちの体内では、血糖値が高いほど糖化が進みやすく、糖尿病の合併症などを引き起こす大きな原因になっています。

食事を摂れば、血糖値の上昇は避けられませんが、それでも、できるだけゆるやかに上がったほうがいいわけです。そのためには、極力、高GI食を避け、低GI食を選んで食べるのがポイントです。

では、高GI食と低GI食は、どのように見分ければいいでしょう。

GI値は、ブドウ糖を100として、それに対する比率で示されます。

例えば、GI値が高い食べ物だと、「砂糖（上白糖）」が109、「食パン」が91、「もち」や「うどん」が85、「白米」が84などとなっています。

● 高GI値（71以上）食品

110	グラニュー糖	×
	氷砂糖	×
109	粉砂糖	×
	上白糖	×
108	三温糖	×
	キャンディ	×
99	黒砂糖	△
95	あんぱん	×
	どら焼き	×
93	水飴	×
	フランスパン	×
91	食パン	×
90	ジャガイモ	△
89	煎餅	×
88	蜂蜜	△
	大福餅	×
	ビーフン	×

86	キャラメル	×
85	餅	×
	うどん	×
84	白米	×
	かりんとう	×
83	バターロール	×
	さらし飴	×
82	ケーキ	×
	ナン	×
	イチゴジャム	×
80	餅米	×
	ニンジン	△
	餡団子	×
	こし餡	×
	ホットケーキ	×
	ドーナツ	×
	チョコレート	×

79	みたらし団子	×
78	つぶ餡	×
77	クッキー	×
	赤飯	×
75	山芋	△
	ベーグル	×
	チーズケーキ	×
74	切り干し大根	○
73	メープルシロップ	△
	インスタントラーメン	×
	コショウ	△
71	マカロニ	×
	中華麺	×

● 中GI値（70～61）食品

70	胚芽米	×
	クラッカー	×
	パン粉	○
	トウモロコシ	○
69	カステラ	×
68	そうめん	○
	クロワッサン	×

65	ドライバナナ	○
	アイスクリーム	×
	パイナップル	○
	片栗粉	○
	白玉粉	○
	スパゲティ	○
	玄米フレーク	○

65	長芋	○
	カボチャ	○
64	里芋	○
63	桃の缶詰	○
62	パイナップルの缶詰	○

● 低GI値（60以下）食品

60	栗	◎
59	蕎麦	◎
58	五分づき米	◎
	ぎんなん	◎
	ライ麦パン	◎
57	粥	◎
56	玄米	◎

55	五穀米	◎
	サツマイモ	◎
	オートミール	◎
50	全粒粉パン	◎
49	赤米	◎
48	ハトムギ	◎
45	ゴボウ	◎

34	ナッツ	◎
32	春雨	◎
30	アーモンド	◎
28	ピーナツ	◎
18	クルミ	◎
	ピスタチオ	◎

GI値＝ブドウ糖を100とした場合の値
×＝食べない方がよい食品　△＝あまり食べないほうがよい食品
○＝食べてよい食品　◎＝積極的に摂りたい食品

一方、低GI食には、GI値が56の「玄米」、59の「そば」、50の「全粒粉パン」などがあります。

この例からもわかるとおり、穀類に関しては精白されるほどGI値が上がり、精白度が低いほどGI値は低くなるのです。つまり、精製して食物繊維を捨ててしまった食べ物ほど、血糖値を上げやすくなることがわかります。

ちなみに、食物繊維のかたまりである寒天のGI値は12です。

こういう事実を並べていくと、「何を食べていいのか、わからなくなってしまう」という人もいそうです。

しかし、ここでまた朗報があります。

食事のGI値は、個々の食材のGI値ではなく、その組み合わせや調理法で変わるのです。すなわち、少しGI値の高い穀類でも、いっしょにGI値の低いおかずをたっぷり食べれば、食事全体としてのGI値は下がるのです。

したがって、食物繊維の豊富な寒天をメニューにたっぷり取り入れれば、毎日の食卓は低GIになり、食後血糖値の上昇が防げるわけです。

最近話題の「血糖値スパイク」はなぜ怖いのか

高GIの食事を摂った直後には、血糖値が急激に上昇します。するとと体内では、血液中にあふれかえったブドウ糖を処理するために、大量のインスリンがドッと分泌されます。

これが「血糖値スパイク」、または「インスリンスパイク」と呼ばれている現象です。食後の血糖値スパイクは、最近、糖尿病をはじめとする生活習慣病の「隠れた脅威」として取り上げられるようになってきました。

なぜなら、血糖値スパイクは、健康診断の血糖値検査で見つからないから。

そして、「糖尿病と診断されていない人」にも、非常に高い頻度で血糖値スパイクが起こっていることが多いのです。

自分は「糖尿病ではないから」とか「血糖値は正常だから」と安心して好きなものを食べている人の体内でも、どんどん糖化が進行している可能性があるわけです。

インスリンは、血糖値を下げるホルモンとしてよく知られていますが、どうやって血糖値を下げているかは、よく知らない人も多いと思います。

インスリンは、血液中のブドウ糖を筋肉や肝臓の細胞に吸収させて、血管の中から減少させ、それによって血糖値を下げているのです。

そこで、いつも高GI食を食べていると、非常によくないことが起こります。

まず、高GI食が食後の血糖値を急上昇させるので、大量のインスリンが血液中に分泌されます。これが血糖値スパイクで、これ自体、インスリンを分泌している膵臓にとっては負担の多い仕事です。

そして、血液中に放出された大量のインスリンは、みるみるブドウ糖を細胞に吸収させて、肥満の下地も作ってしまいます。

さらに悪いのは、血糖値が急速に下がると脳が「飢餓感」を覚えるので、すぐにまた食事をしたくなってしまうことです。

血糖値スパイクに気づかないまま、これをくり返していると、糖尿病予備群、そして本当の糖尿病にまっしぐらとなるわけです。

万病の元「血糖値スパイク」を食物繊維で防ぐ

今の日本では、毎食のように、高脂肪・高たんぱくの肉類を揚げたり焼いたりして口に運び、白いパンやごはんに舌鼓を打っている人がほとんどでしょう。

しかし、その食事にこそ、健康の落とし穴があることに気づいてほしいと思います。

「自分は健康だから」あるいは「若いから」などと慢心して、今の食事を続けていると、あなた自身のためになりません。

血糖値スパイク（インスリンスパイク）は、自分では特に不健康とは思わないまま、高ＧＩの食事や高ＡＧＥ食品を食べている人に、いつでも起こる可能性があります。

血糖値スパイクが起こると、食後しばらくして低血糖になりますが、その際、一時的な症状としてよく起こるのが「眠気」です。

皆さんも、外食で白米をドカ食いした後などに、眠くなった経験があるでしょう。そのような兆候にひんぱんに気づくようになったら、血糖値スパイクを警戒してください。

血糖値スパイクを起こしている人は、高血糖と気づいていなくても、内臓脂肪がついていったり、血液がドロドロになったりしていきます。そうした生活

１日の血糖値の変動（イメージ）とインスリンスパイク

● 正常

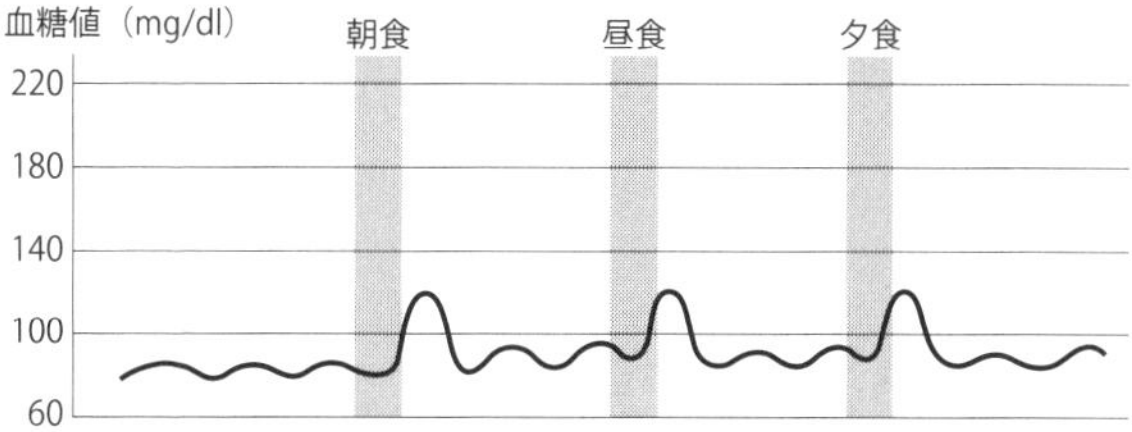

70～140mg/dl のあいだを推移。食後は 110mg/dl 程度まで上がるが、１時間程度で下がる。

● 軽い異常（食後高血糖）

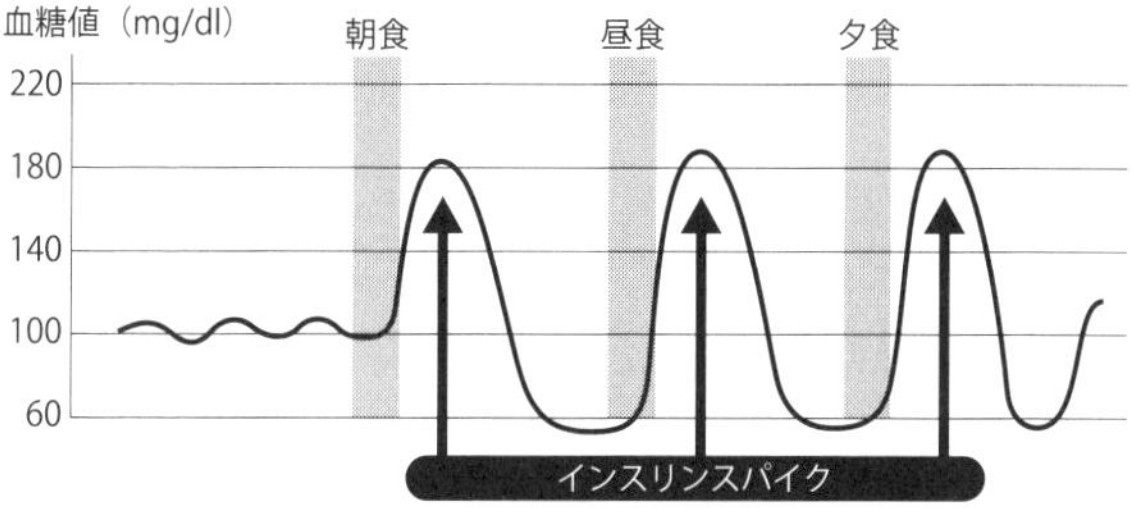

食後から急上昇し、１時間以内に 180mg/dl 程度になる。
インスリン反応が強すぎて、低血糖をきたすパターン。

● ２型糖尿病

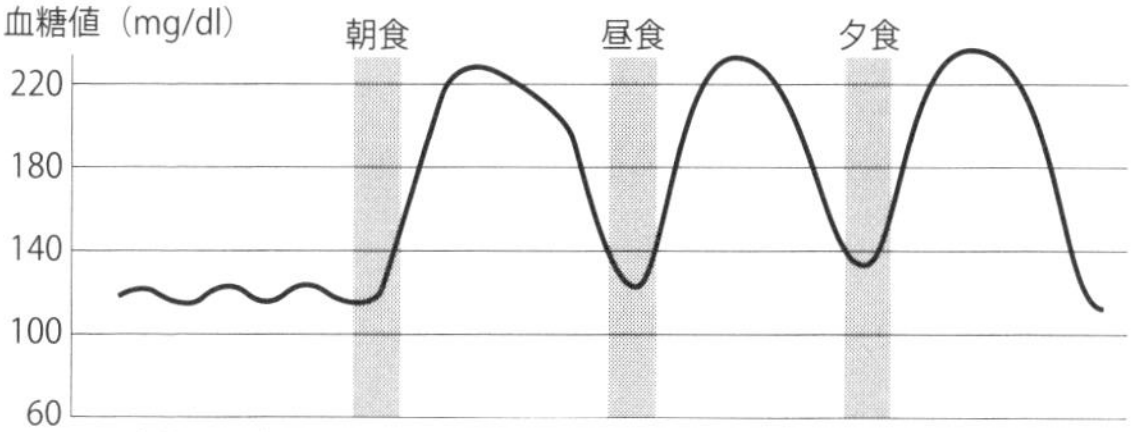

食後から急上昇し、１時間以内に 200mg/gl を超える。
次の食事の前まで高血糖状態が続く。

習慣病の兆候にストップをかけなければなりません。

さて、ここで「寒天健康法」に立ち返りましょう。

先ほど、たっぷりの食物繊維が食事のGI値を下げ、食後の血糖値の上昇をゆるやかにすることに触れました。

そうです。まさに、血糖値スパイクを抑えてくれる栄養素が食物繊維であり、食べ物が寒天なのです。

ここまでに述べてきたこととも重なりますが、食後血糖値の上昇を穏やかにする食物繊維をたっぷり摂れば、腸には次のようなデトックス（解毒）作用がもたらされます。

①消化された食べ物が腸内を早く通過する

食物繊維は、腸管の蠕動《ぜんどう》運動をさかんにさせます。さらに、腸内細菌のエサとなって生み出される短鎖脂肪酸が、腸の粘膜を刺激し、スムーズに便意を催させます。

こうした働きで、有害な物質が腸内に留まる時間を短縮し、腸を守っています。

②有害物質の濃度を薄める

食物繊維には、水分を吸収してふくらむ性質があります。

たっぷり食物繊維を摂ると、便の量が増えてスムーズな排便が促されるとともに、腸内の有害物質を希釈する（薄めて悪影響を減らす）効果があります。

③有害物質を吸着して体外に排出する

食物繊維は、有害物質を包み込んで、腸壁から体内に吸収されるのを防ぎ、便とともに排出してくれます。

かつての日本では、穀類や野菜、豆類、キノコなどがたくさん食べられ、十分に食物繊維が摂取されていました。

しかし戦後、特に最近になるほど穀類の摂取が減り、食宅に野菜、豆類、キノコなどが上がる量が減りました、入れ替わりにたくさん食べられるようになったのが、肉や卵、乳製品などです。

その結果、増加しているのが、この章で取り上げてきたような病気です。

その因果関係ははっきりしています。何度でも強調しますが、圧倒的に不足している食物繊維を寒天で補って、体の中からきれいになりましょう。

大腸がんがなくなる食物繊維摂取量とは?

現在の「食事摂取基準」よりも的確で理想的な食物繊維の摂取量が、昔の研究で示されているので、紹介しておきましょう。

以下の内容は、１９７０年代にアメリカで報告されました。現代アメリカ人の健康観のベースとなった、有名な『マクガバン報告』の中に含まれている報告です（マクガバン報告については後述します）。

報告者のトロウェル博士は、１９４０年代以来、アフリカで医療活動に従事していました。そして、現地に先進諸国のような生活習慣病が少ないことに気づき、そこに食物繊維の摂取量との因果関係を見いだしたのです。

食物繊維が足りない欧米型の食事を摂っていると、便の量も極めて少なくなります。そして当時、北米、西ヨーロッパ、オーストラリアの人たちは、１日当たりの便の量が40～１００グラムほどでした。

この程度の便の量では、おのずと大腸がんが多くなります（アメリカ人は、この傾向を猛反省し、最近では野菜摂取量の増加とともにがんも減少中です）。

一方、極めて大腸がんが少ないアフリカの人たちは、毎日35～45グラムもの食物繊維を食べ、４００～６００グラムもの便を出していました。

そのおかげで、昔は大腸がんがほとんど起こらなかったのです（残念なことに、こちらではその後、食事傾向が欧米化し、生活習慣病が増加しました）。

わが国でも、かつては食物繊維の摂取が多く、大腸がんは多くありませんでした。大腸がんが生まれる背景には、食物繊維の摂取不足があるのです。健康のための食物繊維の摂取は、1日35〜45グラム以上を目指すべきでしょう。食物繊維と便の量は多いに越したことはありません。多ければ多いほど健康的なのです。

日本人は排泄がおろそか

昔、沖ヨガで有名だった沖正弘先生は「命とは、インとアウトのバランスのことだ」と言っていたそうです。たしかにインとアウトを英語で書き、ローマ字読みすると「イノチ」と読めます。「ｉｎ」と「ｏｕｔ」で「ｉｎｏｕｔ」。どうですか？　なんとなく「イノチ」と読めないこともないでしょう。

つまり人間の命は入れるものと出すもののバランスがしっかりしていないと保てないというわけです。入れることも重要ですが、出すこと（排泄）も重要なのです。しかし現代人は「ｉｎ」、つまり栄養ばかりが重要で、排泄が極めて疎かになっています。だから病人だらけになるのです。

ちなみに命の意味の本質は、入れることと出すことのバランスだけでなく、すべての陰陽のバランスなのです。「ｉｎｏｕｔ」は結局は陰陽の調和を意味しているのです。

しかし日本人は、入れることと出すことのバランスが年々悪くなっています。平成元（１９８９）年と平成23（２０１１）年では野菜の摂取量は著しく違います。平成元年には１１１・３キログラムだった日本人の野菜の年間消費量は、平成

23年にはなんと91・1キログラムと20キログラムも低下しているのです。

食物繊維も昭和22（1947）年には平均27グラムも摂っていましたが、平成22（2010）年には14グラムとほぼ半減しているから驚きです。この図を見ると、アフリカの田舎の人はずっと30グラム以上の食物繊維を摂っているからますます驚きです。

イギリスの医師・トロウエル博士は1977年のマクガバン報告の公聴会で次のように述べています。

「アフリカの田舎の人は1960年まではほとんどあらゆる病気が見られなかった。その理由は1日36グラムもの食物繊維を摂り、毎日400グラムから600グラムもの大便を排泄していたからだ」

一方で、このようにも述べています。

「北アメリカ人やオーストラリア人、西ヨーロッパ人らは70時間で100グラムの排泄しかなく、心臓病、がん、脳血管疾患、糖尿病といった生活習慣病が

野菜の１人当たりの年間消費量

(資料：農林水産省「平成 23 年度食料需給表」

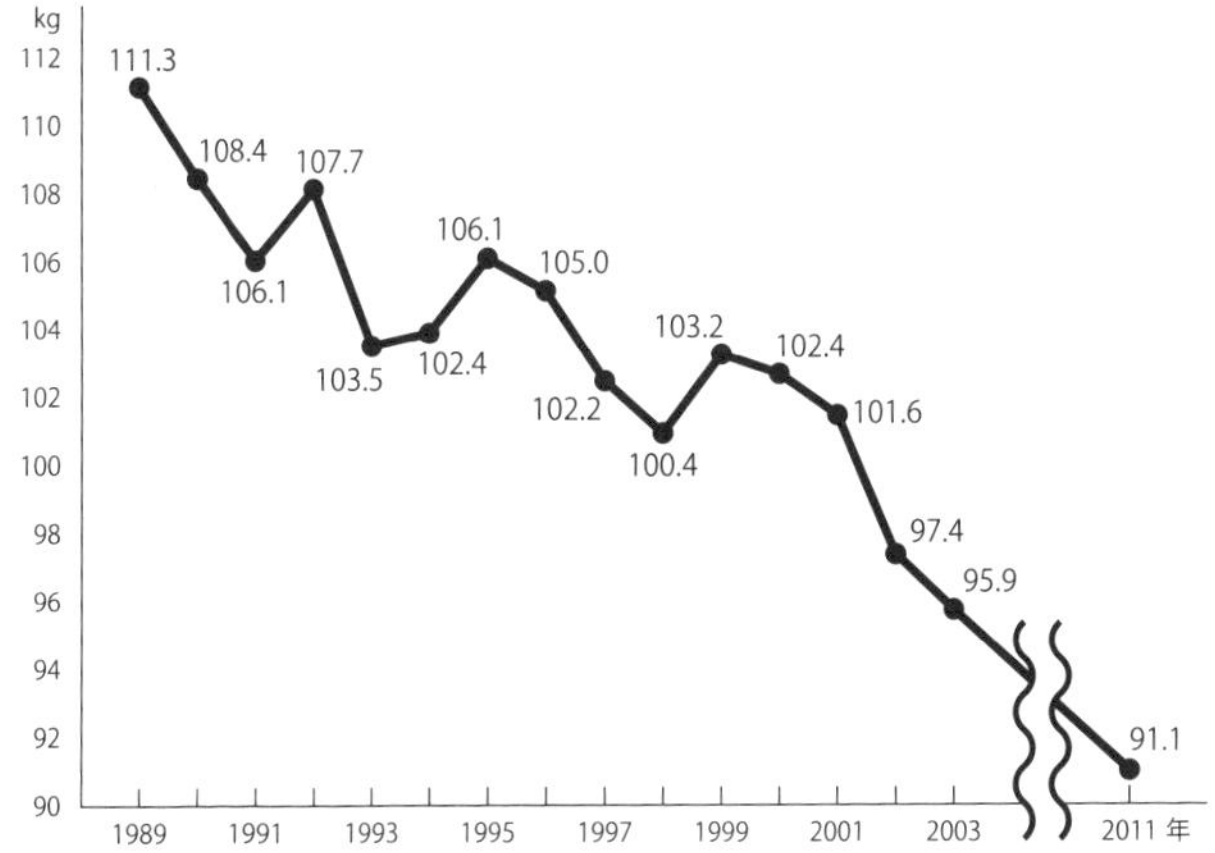

日本人の食物繊維摂取量の推移

健康的な生活をおくるための目標摂取量（20 ～ 25/ 日）

(厚生労働省「平成 23 年度国民栄養調査)

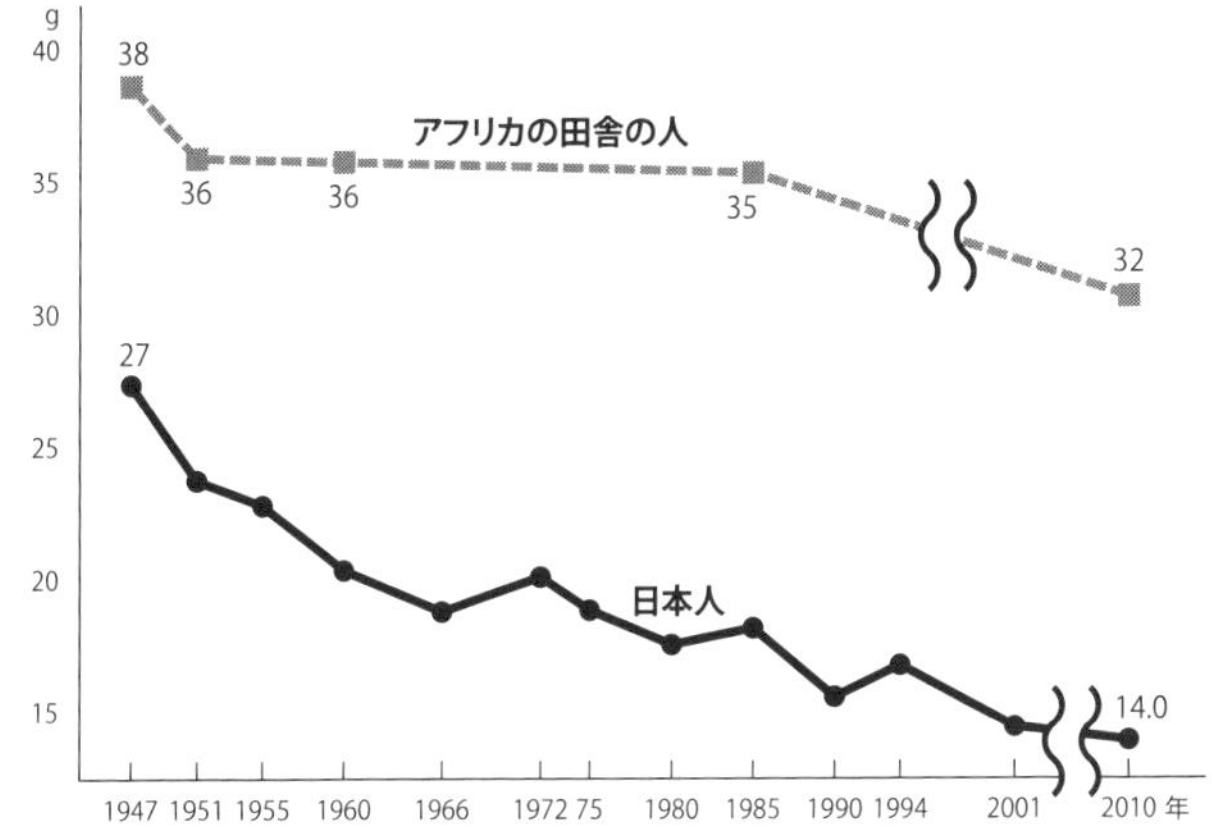

溢れかえっている」

アフリカの田舎の人が排泄が多い理由は、タロ芋を中心とした野菜色が極めて多いためで、北アメリカ、オーストラリア、西ヨーロッパの人がやたらと病気が多いのは、肉や鶏卵やパンといった食事中心のためであり、植物繊維のほとんどない食事のせいだと分析しています。

食物繊維がいかに必要かを強く訴えた発表こそ、このマクガバン報告（正式にはアメリカ合衆国上院栄養問題特別委員会報告）でした。

しかし、今の日本は食物繊維は減る一方です。これでは病気だらけになります。そこで食物繊維の代表といえる「寒天」が注目されるのです。

第6章

健康長寿の大敵
——間違いだらけの戦後栄養学

健康に生きるための原則はシンプルである

人間の腸の中には、通常、１００兆個に上る腸内細菌がすんでいると考えられています。

この膨大な数は、あまりピンと来ないかもしれませんが、私たち自身の細胞数と比べれば感覚的にとらえやすいと思います。

人体を構成している細胞数は、およそ37兆個とされています（以前はおおかに60兆個と推計されていましたが、最近になって定説が修正されました）。

つまり、あなたのお腹の中には、宿主であるあなた自身の細胞の「3倍近く」もの腸内細菌がいるのです。

牛が胃の中にすむ原虫の力を借りて生きているように、人類も昔から、この腸内細菌の力に頼りながら生きてきたといえます。

よく「腸内環境をよくして健康になろう」といわれますが、それは、この「腸内細菌を大切に育て、旺盛に働いてもらう」ということにほかなりません。

望ましい腸内環境とは、すなわち「善玉菌が優位な腸内細菌バランス」のことですが、そのために私たちが心がけるべきことは、それほど難しくありません。

食物繊維をたくさん摂ること。

突きつめれば、それだけなのです。

また、テレビや雑誌では、「腸内環境」とともに「血液をサラサラにして健康になろう」ともいわれます。

中には、「腸内環境も改善しなければいけないし、血液もサラサラにしなければいけないし、健康のためにはやることが多くて大変」と感じている人がいるかもしれません。

しかし、食物繊維をたくさん食べて、腸内環境が整っていれば、自然と血液はサラサラになります。

血液状態をよくするためにやるべきことも、突きつめれば食物繊維の摂取だけなのです。

シンプルな話を複雑にしてきた現代の栄養学

血液がサラサラでなく「ドロドロ」になる原因は、食物繊維の不足にあります。食物繊維が足りないと、善玉菌がそれをエサにして短鎖脂肪酸を作ることも、また増えることもできません。短鎖脂肪酸は、それ自体が腸壁を刺激して便通をよくする成分ですが、腸の中を衛生的に保ったり、腸の粘膜を守る粘液の材料になったりします。

そのように重要な栄養素である食物繊維と短鎖脂肪酸が不足すると、腸内の善玉菌が減り、腸内環境が悪化して、快便とは程遠くなります。すると、腸内に毒素が増え、それが腸の壁から吸収されてしまって、血液をドロドロにするのです。

腸内環境を悪化させ、血液をドロドロにする食生活とは、いかなるものでしょう。

まず、食物繊維を十分に摂らないで、糖化した高AGE食（加工肉類や揚げ物など）を食べ、高血糖を招く高GI食（白いパンやめん、お米など）を常食していれば、これほど老化へ近道になる食生活はありません。

また、高GIの白砂糖をたっぷり使ったお菓子や、動物性たんぱく質のかたまりであるチーズやヨーグルトをひんぱんに口にするのも、病気への近道です。

ところが、体によい食物繊維を軽視し、体に悪い食べ物を積極的に推奨してきたのが現代の栄養学です。

戦後、日本人の食生活は誤った栄養指導のもとで大きく変化してきました。１９５５年頃から、学校で牛乳が給食に出されるようになり、１９６５年頃から「たんぱく質をもっと食べろ」といわれるようになりました。

実際、私が１９６７年に購入した栄養学の本の中には、「たんぱく質に優る栄養素はない」と書かれていました。３大栄養素（炭水化物、たんぱく質、脂質）の中で、たんぱく質が特に重要な栄養素であるという主張です。

実際には、人間にとって「食物繊維を含む炭水化物」以上に重要な栄養素はないのですが、今でも多くの人は「たんぱく質がすごい」と信じているのではないでしょうか。

また、その栄養学の本には、さらに驚くべきことも書かれていました。「キュウリ、レタス、トマトといった野菜には、主たる栄養素が含まれていないので、摂る必要がない」というのです！

今となっては噴飯ものですが、1960年代の後半から、日本人の食事はあらぬ方向に向かい始め、現在も、まだその延長上にあるのです。

「栄養学的にバランスが取れた食事」の大間違い

厚生省（現在の厚生労働省）が、「30品目の食品をバランスよく食べると健康によい」と言いだしたのも同じ頃です。

その頃から日本に根づいたと思われる「間違いだらけの食の指針」には、次のようなものがあります。

念のために強調しておきますが、以下に列挙する見解は「間違い」だけです。今でも信じている人が多いから、私などは頭が痛いのです。

●朝食こそ、しっかり食べるべきである（つまり、午前中の体が排泄モードで

あることなど、無視すべきだというわけです）
●午前10時と午後3時に間食をするとよい（つまり、おやつまで決まった時間に食べて1日5食にしろというわけです）
●30品目バランスよく食べてまんべんなく栄養を摂るのがよい（つまり、肉も牛乳もチーズもしっかり食べろというわけです）
●米食をやめて、主食はパンにすべきだ（つまり、高GI食にしろというわけです。そして日本では、この頃から朝食にパンを食べる家庭が増えました）
●たんぱく質ほど重要な栄養素はない。特に、プロテイン指数が高い動物性食品をたんぱく源にすべきだ（この問題点については、このあと詳しく説明します）
●牛乳は最良のカルシウム源なので、1日2本以上飲むとよい（つまり、動物性たんぱく質の人体への害は、考えなくてよいというわけです）
●動物性油脂より植物性油脂のほうが体によい（つまり、たんぱく質は動物か

人体の生理リズム

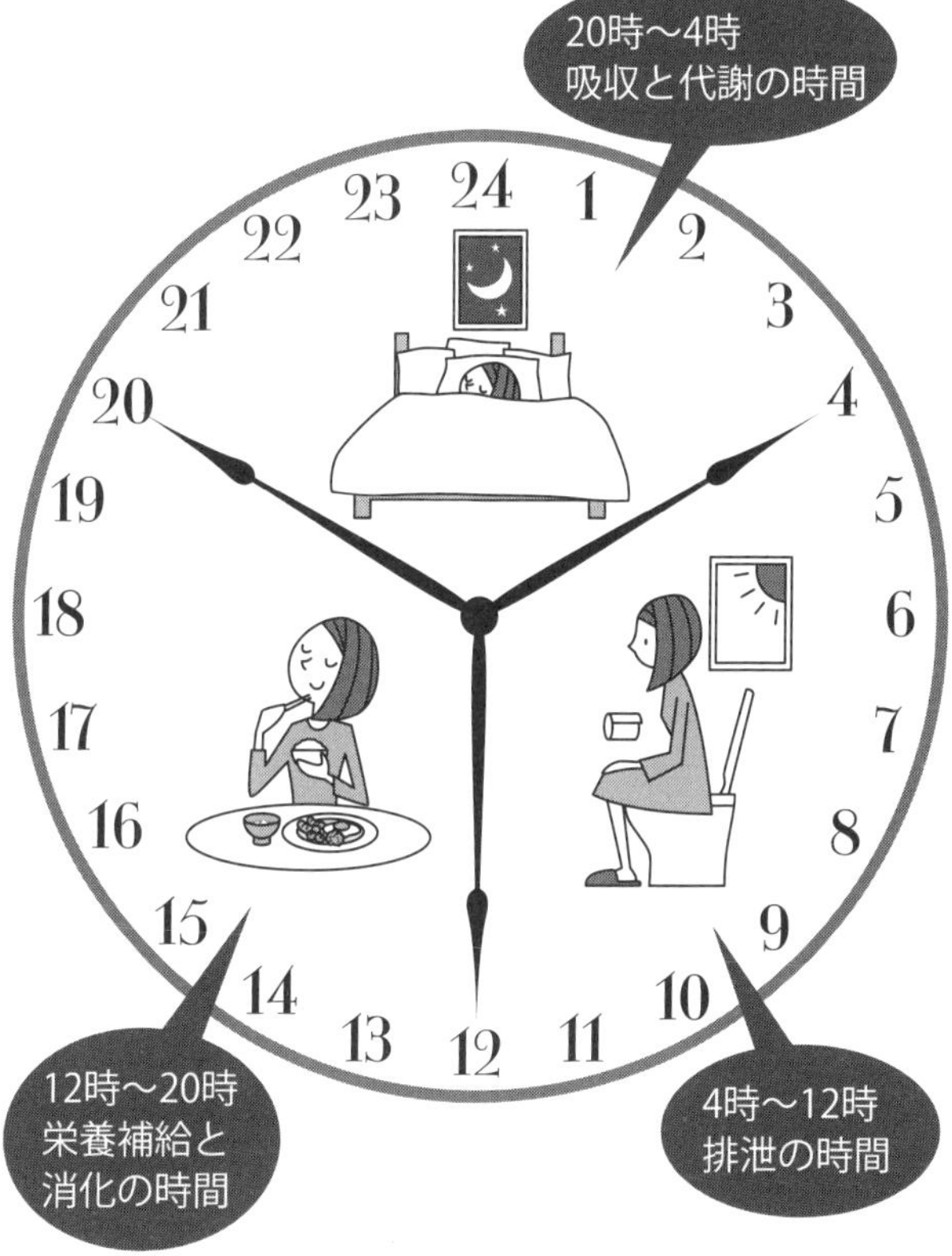
20時～4時
吸収と代謝の時間
24
1
2
3
4
5
6
7
8
9
10
11
12
13
14
15
16
17
18
19
20
21
22
23
12時～20時
栄養補給と
消化の時間
4時～12時
排泄の時間

「酵素栄養学」では24時間を約3分割した生理的リズムがあると考える。これに沿って行動することが、健康体や長寿に欠かせない。

ら摂れと言っておきながら、油脂は植物性にせよというわけです）
●野菜に含まれているのはほとんど水分だから、煮て食べるほうが摂取できる栄養素や食物繊維が増える（つまり、生野菜や果物の酵素など無用というわけです）

日本人の食生活は、まさにこのような「間違った方向」に導かれてきました。考えてもみてください。もし、これらの見解が本当に正しいものだったなら、今これほど病気が増えているはずがありません。

「30品目バランスよく」といいますが、そもそも歴史的にそれほど食べられてこなかった動物性食品を、本来の植物性食品並みに食べようという発想が狂っています。

肉類や乳製品、砂糖菓子といった、人間の腸や体にとって毒になるものまで、わざわざ加えてバランスを取ろうというアイデアは、まさに現実を無視した「机上の空論」であり、妄想というべきです。

そもそも、毎日30品目もまんべんなく食べようとすれば、「過食」という病気の原因を作る結果になります。

そして最悪なのは、バランスよく食べようとするほど、「食物繊維の多い食品が片隅に追いやられてしまった」ということです。

アメリカではとうの昔に否定されている「たんぱく質神話」

日本では、戦後にドッと入ってきた欧米風の食生活がいまだに信奉されていますが、当の欧米では、むしろ、これまでの「食生活の誤り」を正そうという動きが顕著になっています。

例えば、アメリカ人の野菜摂取量は、意外かもしれませんが、現在、平均で日本人よりも多くなっています。菜食志向の「ベジタリアン」が増え、生食をよしとする「ローフード」も人気になっています。

これは、アメリカ人の間に、がんや生活習慣病への予防意識が高まった結果です。

アメリカ人の目を覚ます大きなきっかけになったのは、1977年に米国上院で提出された有名な『マクガバン報告』と、1994年に発表された大規模な疫学調査結果『チャイナ・スタディー』です。

これらの報告は、食事と病気の決定的な関係を証明したものです。すなわち、アメリカ人たちを悩ませてきた生活習慣病や慢性病のほとんどは、食事が原因となって引き起こされていると明らかにしたのです。

マクガバン報告の最大のポイントを要約すると、こういうことです。

①がん、心臓病、脳卒中など、主要な死因となる病気は「食源病」である。
②特に、高たんぱく、高脂肪に傾く肉食がいけない。

日米のがん死亡率推移 ※人口10万人当たりの死亡者数

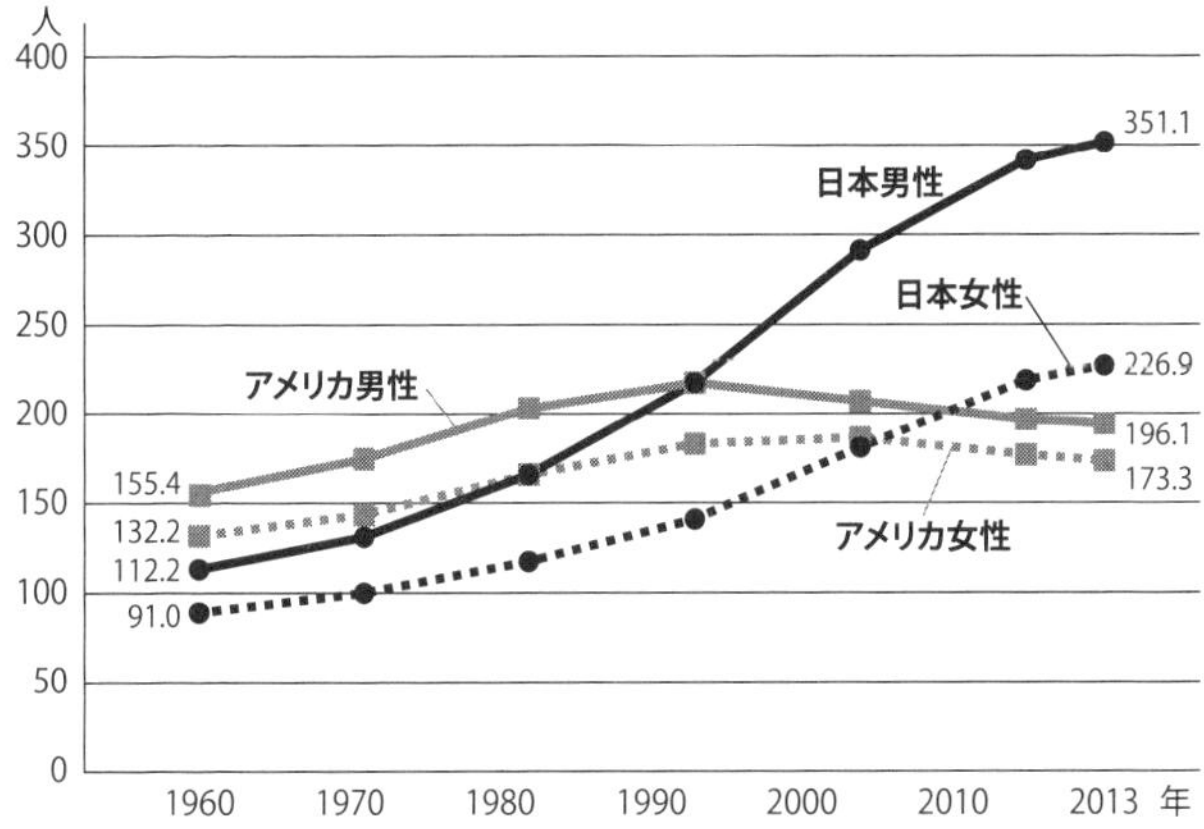

日本で増え続けている主ながん

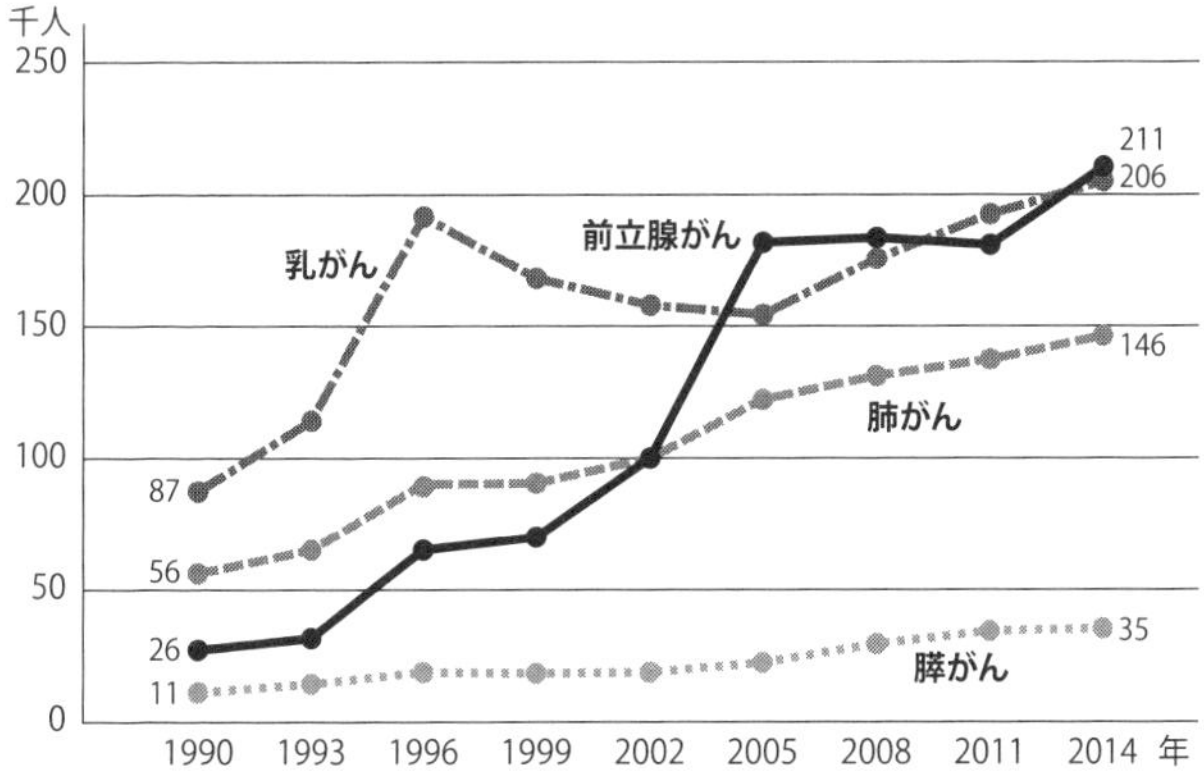

③アメリカ人は野菜の摂取が足りず、「食物繊維」が不足している。
④アメリカ人は、砂糖を摂りすぎている。
⑤薬（化学薬品）では病気は治らない。

当然、社会に与えた衝撃と影響は大きく、報告内容を隠ぺい、否定しようとする動きにもはなはだしいものがありました。しかし、そうした妨害の中でも、徐々にアメリカ人は真実を知っていきます。

アメリカの医師たちは、それまで軽視されてきた食品や栄養について真剣に学び、患者にアドバイスするようになりました。そうした健康意識の高まりが、1995年に日本人を抜き去った野菜摂取量にも表れているのです。

前章末で紹介した、アフリカの人々の食物繊維摂取に関するトロウェル博士の報告も、膨大な『マクガバン報告』の中に含まれていたものです。

す。

動物性たんぱく質の多食が病気を増やす理由

このように、肉食の弊害は、すでにアメリカで40年前に報告されているのです。

日本人の中には、いまだに「肉をたくさん食べている人のほうが体力がある」というイメージが強いようですが、これは、体の大きな外国人に対してコンプレックスを抱いていた昔のなごりかもしれません。

また、「肉を食べないとたんぱく質が摂れない」と思っている人が多いようですが、それも思い込みにすぎません。

確かにたんぱく質は人間にとって大切な栄養素の1つですが、日本人はすでに動物性たんぱく質を摂り過ぎていて、今さら補給する必要などありません。

むしろ、動物性たんぱくの過剰摂取が、不足以上に健康に悪い影響を及ぼしています。

そもそも動物性たんぱく質の消化には、多くのエネルギーが必要です。一般に、私たちの食べたものが消化器官を通過するのにかかる時間は、平均25〜30時間といわれています。

ところが、肉や魚が胃腸を通過するには、その倍以上の時間がかかります。それだけ消化しにくく、多くのエネルギーが使われるということです。

しかし、エネルギーが多めに使われるだけなら、それほど大きな問題ではないとすらいえます。なぜなら肉食には、より深刻な弊害があるからです。

消化されにくい動物性たんぱく質は、腸の中に長く留まって悪玉菌のエサになります。すなわち、肉をたくさん食べると、腸の中で、その腐敗が進むということ。肉類を多食していると、悪玉菌にせっせとエサを与えて増殖させることになり、結果として最悪の腸内環境を作ってしまうのです。

現代人に、腸の慢性病が多いのは、そのように腸内環境が悪玉菌優位になり、

日米の１人当たりの野菜摂取量

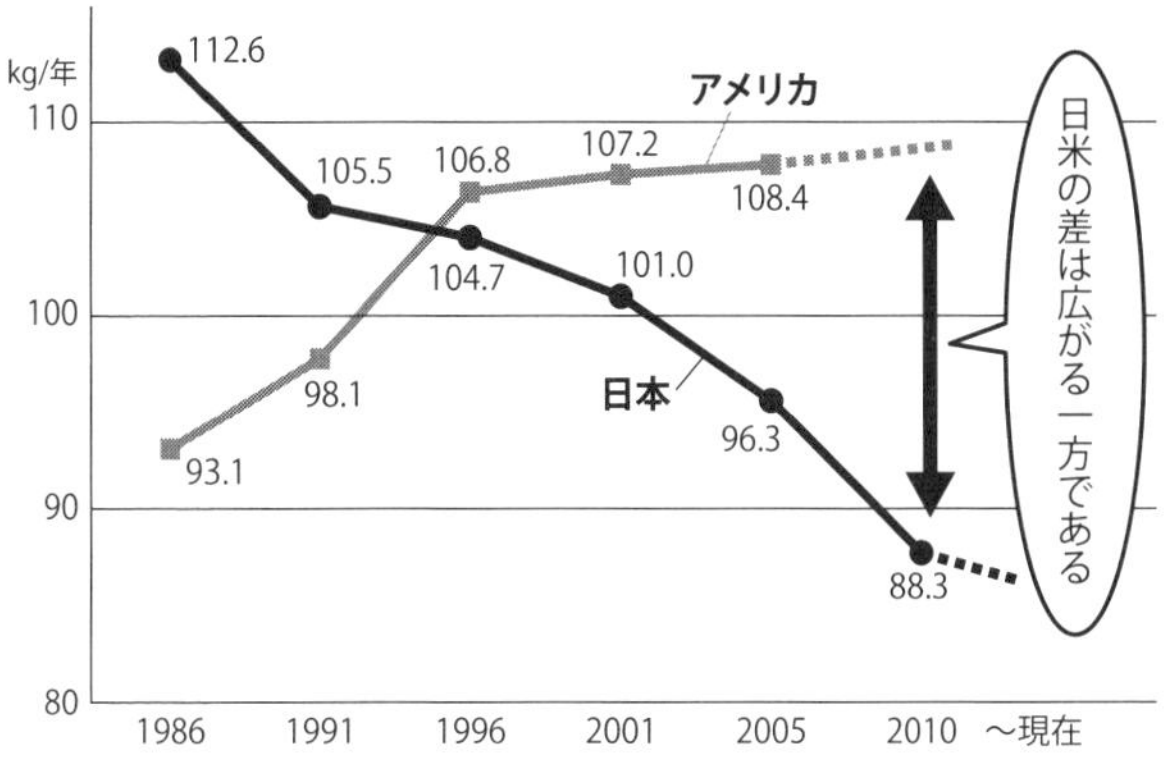

小腸や大腸に炎症が生じているからだと考えられます。

そのとき、腸に炎症を起こしてしまう物質とは、悪玉菌が動物性たんぱく質を腐敗させて作る揮発性成分です。

悪玉菌が優勢な腸の中では、食べ物が腐敗してアンモニア、アミン類、インドール、スカトールといった、さまざまな揮発性成分が発生します。

これらは体にとって有害な毒素であり、腸に炎症を起こしますが、それだけではありません。さらに恐ろしいのは、こうした物質が腸から吸収され、血液に乗って全身にも回っていくことです。

こうした毒素が血流に乗って散っていくと、活性酸素を作って全身のあちこちに炎症を起こします。腸の病気にとどまらず、全身に病気を引き起こす原因となるわけです。

悪玉菌が腸内にはびこると、ほかにも、メチルメルカプタンや硫化水素のようなイオウ化合物も発生させます。

動物性たんぱく質は、腸内の悪玉菌を増やし、腸内で腐敗して、あらゆる病気の原因になる食べ物だといっても過言ではないわけです。

「うんち」から食事内容の偏りを判断する目安

日々、自分の健康状態を把握する尺度として活用できるのが「うんち」です。

腸内で悪玉菌が優位になり、毒素を発生しているかどうかも便の状態からわかります。

肉類を多食して腸内環境を悪化させている人は、そもそも便の量が少なくなり、排便の回数も減ってきます。

そして、便のにおいがきつくなることも、腸内環境が悪化している証拠です。うんちのにおいのもとになる物質としては、善玉菌が作り出す酢酸、酪酸などのほか、悪玉菌がたんぱく質を腐敗させて作るアンモニア、アミン類、インドール、スカトール、メチルメルカプタン、硫化水素などがあります。

このうち、悪臭の原因になっているのは、主に悪玉菌が作り出す物質のほうです。肉類をたくさん摂る食生活をしていると、いきおい便のにおいも臭くなるわけです。

いつも便のにおいが悪臭で、それが当たり前だと思っていた人は、考えを改めてください。便が臭いのは、動物性たんぱく質を摂りすぎており、消化しきれないたんぱく質に、腸内で腐敗菌が群がって増えているからなのです。

では、うんちの色や形については、どうでしょう。

健康的な便は、黄色っぽい色をしています。

それに対して、動物性たんぱく質を摂りすぎている人の便は、濃い茶色など黒っぽい色になります。

特に、どす黒い便が続いている人は、消化器官のどこかで炎症が起こり、出血している可能性があります。脅かすつもりはありませんが、胃がんや大腸がんなどを抱えている人には、しばしばコールタール状の黒い便が見られます。


また、健康な人の便は、多くも少なくもない適度な水分を含んでいて、もりもりとバナナのような棒状になります。

それに対して、水っぽい便や、「兎糞」と呼ばれるコロコロした硬い便は、腸の不調のシグナルです。

水のような下痢状の便は、脂肪分を摂り過ぎている人によく見られます。一方、ウサギの糞のようなコロコロ便は、質のよい脂肪が足りないときによく現れます。

いずれも、胃腸の消化・吸収機能が低下していると考えられますから、食事内容を見直したほうがよいでしょう。

人体にとって肉は「発がん物質」ですらある

高たんぱく、高脂質の肉類を多く摂る食事は、高カロリーになりやすいという特徴があります。したがって、あらゆる生活習慣病のリスクを高める肥満の大きな原因になることは、ご存じのとおりです。

また、すでに見てきたように腸内環境を悪化させるので、大腸がんをはじめとする、がんの発生を促進してしまう要因にもなります。

そして肉類には、ほかにも発がんのリスクを高めてしまう要因があるのです。動物性食品には、ヘム鉄という成分が多く含まれています。この成分には、大腸がんのリスクを高める可能性があるといわれています。

さらにヘム鉄は吸収率が高く、体内に取り込まれると、体のあちこちで活性酸素を発生させ、がんのリスクを高めると考えられています。

そして、肉類は一般に加熱調理して食べられるため、「糖化」によって生じる物質の発がん性も警告されています。

2015年には、IARC（国際がん研究機関）が、特にAGE値の高い加工肉（ベーコン、サラミ、ハム、ソーセージなど）の大腸がん発症リスクを発表して大騒ぎになりました。

糖化食品の発がんリスクは、以前からヨーロッパで追究されていました。

2001年にスウェーデンで、毒性のあるアクリルアミドという物質が、ポテトチップスやフライドポテトに多量に含まれていることが発表されました。

そして、2007年にはオランダで、アクリルアミドの摂取量が多いほど、発がんリスクが高くなることが報告されました。

もうおわかりと思いますが、このアクリルアミドは、加熱した料理に広く含まれているAGEの1つです。

こうしてアクリルアミドが注目されたことから、食品中に含まれるAGEの危険性が注目されるようになったのです。

食品のAGE値は、1000kU以上になると注意が必要で、500kU以下ならそれほど心配ないとされています。

肉のAGE値は、生の牛肉なら700kUですが、調理をすると数千kUになります。そして、ベーコンなどに加工されると1万kUぐらいにはね上がります。

IARCは、こうした加工肉を毎日50グラム食べ続けると、発がんリスクが30%も上昇すると発表しているのです。

加工肉をはじめとする肉類は、病気の人は原則禁止。そして健康な人も、毎日のように食べるのは控えたほうがよい食べ物です。

それでもたまに焼き肉などを口にするときは、たっぷりの野菜類といっしょに食べていただきたいと思います。

牛乳を飲むと骨粗鬆症《こつそしょうしょう》が増える

また、日本には乳製品の信奉者も少なくありませんが、大きな間違いです。

「ヨーグルトなら、発酵食品だから体によいのでは？」という人もいると思いますが、毎日食べるのは控えたほうが賢明です。

それは、牛乳に含まれているカゼインというたんぱく質に、発がん性があるからです。

前述の『チャイナ・スタディー』を報告したコリン・キャンベル博士は、カゼインを加えたエサを、ネズミに食べさせる実験を行っています。その結果、摂取カロリーの10～20％をカゼインにしただけで、がんの発生率が11倍に増えたのです。

健康のために発酵食品を食べたければ、日本人が伝統的に食べてきた、生みそ、納豆、漬け物などがおすすめです。

また、「牛乳はカルシウムの宝庫だから体によいのでは？」という人もいると思います。

それも、エビデンス（科学的証拠）をもって否定されている大誤解です。

米国のハーバード大学が、８万人近くの女性看護師を対象に、乳製品の摂取と骨折の関係について追跡調査を行っています。１９８０年のことです。

この調査では、全体を2つのグループに分け、一方には毎日コップ2杯以上の牛乳を飲んでもらいました。もう一方には、週に1回だけ牛乳を飲んでもらいました。

その結果、牛乳を毎日飲んだグループのほうが、週に1回だけのグループよ り、はるかに多く骨折をしていることがわかったのです。

不思議に思われるでしょうか?

実は、牛乳を飲むと、血液中に強い酸性の物質が発生します。

すると、酸性に傾く血液のpH(酸性・アルカリ性の度合いを示す指数)を元に戻すために、アルカリ性のカルシウムが骨から溶け出てくるのです。

体が中和しようとするその酸性物質こそ、牛乳の動物性たんぱく質が腸内で分解されて発生するアミン類です。

血中にアミン類が入っていくと、肝臓はこれを尿素に変換して無毒化しようとします。しかし、常に弱アルカリ性に保たれている体内では、いち早く恒常性を維持するために、カルシウムが利用されるのです。

このとき、骨から出ていくカルシウムの量は、牛乳から入ってくる量を上回

牛乳は鉄分が驚くほど少ない欠陥飲料 100g 中の鉄分含有量

牛乳	0.1mg	寒天	6.0mg
トマト	0.3mg	アズキ	7.4mg
白米	0.5mg	大豆	9.4mg
トウモロコシ	0.6mg	切り干し大根	9.5mg
豚肉	1.3mg	ゴマ	9.6mg
豆腐	1.4mg	しじみ	10.0mg
鶏肉	1.8mg	干しサツマイモ	15.0mg
牛肉（かた脂身つき）	1.9mg	ワカメ	6.4mg
ホウレンソウ	3.7mg	あゆ	24.0mg
コンブ	3.9mg	青ノリ	32.0mg
わかさぎ	5.0mg	ヒジキ	55.0mg
インゲン	6.0mg		

科学技術庁『四訂日本食品標準成分表』より抜粋

ります。そのために、カルシウムが豊富な牛乳を飲んでも、骨が丈夫になるどころか、骨粗鬆症になってしまうのです。

実際に、牛乳がたくさん飲まれている国ほど、骨粗鬆症が多いというデータがあります。それはアメリカ、フィンランド、スウェーデンなどで、いずれも酪農がさかんな国として知られています。

『牛乳神話完全崩壊』の著者・外山利通氏のアドバイスは参考にな

ります。

「近年、子供からＯＬや女子大生、主婦らに鉄不足の貧血が増え続けています。特に問題なのは妊産婦の貧血です。その背景に牛乳の過剰摂取があることには、ほとんど目が注がれていません。一般的に牛乳には鉄分が多いように思われていますが、主な食べ物の『鉄』含有量を見てください」

なるほど、白米ですら牛乳の５倍も鉄を含んでいます。豆腐は14倍、すごいのは大豆で、なんと94倍です。

つまり牛乳ではなく、豆乳を飲めば鉄分は１００倍近くも摂取できるのです。これでは貧血になりようがありません。さらにすごいのは、青ノリ３２０倍、ヒジキ５５０倍、そして寒天は60倍です。これらはすべて和食ではおなじみの食材です。

洋食から和食にシフトすれば、貧血になりようがないのです

第7章
知っておいてほしい
健康をつくる原理・法則

現代医療は病気の原因を無視している

当たり前の話ですが、病気というものは「原因」があって起こります。

ところが、現代医学の主流となっている西洋医学では、この「当たり前」のことが忘れ去られています。

その証拠を挙げることは簡単です。

現代医療は、患者を薬漬けにして、それが病気を治すことだと見なしています。つまり、病気になった原因を考えず、ともかく薬で症状を消すことに躍起になっているわけです。

人が病気になるには、必ず原因があります。ただ、その原因は表面的にはよく見えないかもしれません。

それでも、病気を生み出している根本の原因を見つけ、それを正す治療が本来、理にかなっているはずです。それが「原因療法」「根本治療」と呼ばれる医療であり、医者のあるべき姿だと思います。

それに対して現代の医学は、もっぱら表面に出てきた結果にばかり対処しています。薬を使って症状を抑え込む「対症療法」です。

それでも中には、こう思う人がいるでしょう。

「病院で診察を受けると病名がわかる。その病名が症状の原因ではないの？」

患者さんがそう錯覚してしまっても不思議ではありません。なぜなら現代医学では、医者自身がそう思い込んでいるからです。

病院で「診断」といわれるものは、患者さんの症状や検査結果を読み取って、病名に当てはめる作業になっています。内科の場合、医者の仕事はそこまでです。

病名さえ決めてしまえば、あとは「その病気の薬」を出すだけだからです。

外科の場合は、悪いところを体から切り取る手術が加わりますが、それも症状だけを相手にしている対症療法であることは同じです。

病名というのは、表面に現れている症状を分類したレッテルに過ぎません。これまでの分類に当てはまらない病気が出てきたら、その症状から病名が考えられ、新しいラベルが作られます。

現代医学の医者は、患者さんに「こういう病気の人」と、ラベルを貼る作業をしているのです。

すると、こう言う人がいるでしょう。

「お医者さんが病名を決めてくれなければ、正しい薬が使えないでしょう?」

現代の日本人には、そのように思う人がきっと多いはずです。実は、それこそが薬漬け医療に「洗脳」されているからなのです。

マクガバン報告でも指摘されたように、薬で生活習慣病やがんは治せません。

西洋医学の大きな業績として、伝染病を薬で克服したことは認めましょう。

しかし、その「成功体験」が現代医学をゆがんだものにしてしまったともいえるのです。

薬は腸内細菌を殺して免疫力を下げてしまう

原因を無視した医学では、治るはずの病気も治りません。むしろ、かえって症状を悪化させたり、長引かせたりしている場合のほうが多いと考えるべきでしょう。

私たちの体には、病気にかからないように働いている「免疫システム」が備わっており、病気になったら自前の免疫で治ろうとする「自然治癒力」が備わっています。

病気になるのは、要はその力が弱まったり、バランスがおかしくなったりしているからです。その原因が何か、しっかりと見極めることが重要です。免疫や自然治癒力が弱まった原因を修正して、本来の働きを取り戻してやれば、人の体は健康体に戻るはずだからです。

生活習慣病やがんを治すには、この原因療法的なアプローチしかありません。抗生物質のような薬で治せる病気は、ごく一部の例外なのです。

そもそも現代医学が「薬」とみなしているものの多くは、自然の道理に反している化学物質です。その不条理、すなわち道理にかなっていない点を挙げてみましょう。

まず、現代医学では、免疫を抑制する薬が多用されています。

ぜんそくやアトピーのようなアレルギー性疾患、自己免疫疾患には、症状を抑えるために「免疫抑制剤」が使われます。これは文字どおり、体を外敵から守っている免疫システムの働きを抑え込む薬です。

体内で酵素の働きをじゃまする薬も、実にたくさんあります。

あまり働きを知らずに飲んでいる人が多いと思いますが、血圧を下げるACE阻害薬も、血糖値を下げるαグルコシダーゼ阻害薬も、コレステロール値を下げるスタチン剤も、特定の酵素の働きをブロックする酵素阻害剤です。

こうした薬は、体の中で私たちの生命活動を支えている「酵素の連鎖」を、人為的に断ち切るものです。


そして西洋薬、すなわち化学薬品は、腸内環境に悪い影響を与えます。

抗生物質や殺菌剤が腸内細菌を減らしてしまうのはもちろんですが、そうでなくても化学物質は「生きている彼ら」にダメージを与えます。

化学薬品は、腸内フローラを貧弱にしたり、善玉菌やその味方である日和見菌を殺して、腸内細菌バランスを悪化させたりする原因になります。

すると、人体で最も重要な「腸管免疫」がうまく働けなくなり、あたかも免疫抑制剤のように免疫力を低下させる結果になります。

こうした薬に頼っていると、病気を治すどころか、症状を悪化させたり長引かせたりしてしまうと考えるのが、道理ではないでしょうか。

「因果」の法則に沿って生きれば健康になれる

私たちが生きている宇宙には、原因があって結果が生じる「因果の法則」「因果律」があります。その法則は、厳然としたものです。

また仏教では、そこに「縁」という要素も加えて、因縁といいます。因縁という言葉には拒否反応を示す人もいるかもしれませんが、別に怖いものではありません。

例えば、私たちは、太陽と大地の恵みを生かしながら、作物の種をまいて、野菜や穀物を育て、食べて生きています。

種をまかずに作物を収穫することはできません。これが因果です。そして、肥沃な畑や田んぼがあり、豊かな日光や水に恵まれるということは作物が育つ条件（縁）です。

こうした原因・条件・結果の関係を正しく理解し、その法則に沿って生きれば、人間は健康に過ごせるようにできているのです。

食物繊維をたっぷりと食べる「正しい食事」は、「健康」という結果を生み出す第１の原因です。

逆に、間違った栄養学に基づくおかしな食事が、現代人の体に多くの病気を生み出す原因になっています。

食事が原因であり、病気も健康も、その結果なのです。

すると、「同じように肉を食べ、酒やタバコを楽しんでいるのに、病気になる人、ならない人がいるのは不条理ではないか？」と言う人がいます。

ですが、そこには、体質や生活環境といった縁（条件）の違いがあるだけです。今、病気になっていない人にも、同じ因果律は必ず働いています。

ですから、私たちに必要なのは、病気の根本的な原因を知り、その原因を生活から取り除いていくという発想です。

病気になったら治せばいい（症状を消せればいい）という不自然な発想はもうやめて、道理にかなった生き方をして健康で過ごしましょう。

現代人の多くが悩まされている病気は、間違った食生活やライフスタイルが生み出しています。それを治すには、望ましい食事を学んで実践すればよく、それを先人たちは「薬食同源」といってきました。

本当の薬とは、正しい食事なのです。

また、体によい食べ物を摂るとともに、体調が悪くなったらプチ断食などをするのも「正しい食事法」です。

断食は、現代医学の手術に匹敵し、実際に「メスを使わない手術」といわれています。

もともと人間の食事は「菜食型」だった

野生の動物には、ほとんど病気というものがありません。

家で飼っているペットは人間と同じような病気にかかるので、動物も病気をすると思っている人が多いと思いますが、そうではありません。

人間の飼っている動物が病気をするのは、人間が不自然な食事を強いているからです。

戦前、アメリカの動物園では、加熱調理したエサを与えていたため、飼育動物に病気が多く、かつ短命でした。

しかし、１９５０年代に動物たちのビタミン不足が疑われ、ビタミン入りのエサが与えられるようになりました。１９６０年代にはミネラル不足が疑われ、ビタミン・ミネラル入りのエサになりました。

それでも動物たちの健康状態はあまり改善されなかったため、１９７０年頃から「野生の状態に近づけるべきではないか」と考える人たちが現れます。

そして、肉食動物には生の肉や骨が、草食動物には生の野菜や木の芽、果物などが与えられるようになりました。その結果、動物園の動物たちはあまり病気になることなく、長生きするようになったのです。

この話からも、机上の栄養学の理屈ではなく、自然の道理にかなった食事が大切であることが読み取れます。

私たち人間にも、自然の道理にかなった食性があります。

その食性とは、果物や野菜、そして穀類を多く食べてきた「菜食型」だということです。

人類は、二足歩行と火を獲得したため、地球上のあらゆる場所に散らばり、さまざまな環境下で生きられるようになりました。

そのため、ヨーロッパのように寒冷な地域では、穀類の収穫が少ないために牧畜をし、肉や乳製品を多く食べるようになりました。

しかし人間の体は、根本的にそれほど多くの動物性たんぱく質を食べるようにはできていないのです。

それこそ、『マクガバン報告』の示しているとおりです。

アフリカで樹上からサバンナに降り立って以来、人類が口にしてきたものは多くが植物性食品であり、かつ生食が多かったことは間違いありません。

近年、ますます健康志向が強まり、野菜を多く食べるようになったアメリカでは、もっともっと生活習慣病やがんを減らそうということで、ローフード（生食）がさかんに食べられるようになっています。

アメリカの医師ハーバート・シェルトンらによって体系づけられ、多くの人たちが取り入れているナチュラルハイジーンという健康法でも、できるだけ多くの「植物性食品」を「生」のまま「丸ごと」食べることが推奨されています。

私も、この食事法に大賛成です。生の野菜や果物をたっぷり食べれば、食物繊維の摂取とともに、酵素の補給になるからです。

こうしたことも念頭に、第3章の「細切り寒天健康法」の推奨メニューを読み返すと、私の意図がよくわかってもらえると思います。

人間の体を木にたとえれば、腸が「根っこ」

私たちは、食べ物の栄養を材料として、体の細胞を作り、入れ替えながら生きています。

ですから、質の悪い食べ物を食べていると、必ず体は劣化します。逆に、よいものを食べるように心がければ、健康になっていきます。

これが、病気治療と健康づくりの大原則です。

食べ物の質は、いくら重視しても重視し過ぎということはありません。


人の体を樹木にたとえると、腸が根っこに当たります。

厳密にいうなら、小腸に無数に分布している「絨毛《じゅうもう》」が、すべての栄養を吸収する「人体の根っこ」です。

腸絨毛は、腸壁からびっしりと生えている、突起のような器官です。小腸の中でも、特に空腸と呼ばれるところに、３０００万本前後が分布し、１本の絨毛が５０００個もの栄養吸収細胞を持っています。

食べ物が消化された栄養素は、ここから体内に吸収されていきます。

うまくできたもので、低分子（小さな分子）になった栄養素だけを吸収し、大きな分子は腸管内に残すので、それを腸内細菌がエサにするのです。まるで腸に意思があって、仲間の腸内細菌に食べ物を譲っているかのようです。

地面に隠れた樹木の根が、巨木になると何十メートルもの体を支えているように、腸も人体を支えている土台だといえます。

木の根っこと同じように、腸の役割は栄養分や水分を吸収することです。

そして、木の根が土壌から栄養分を吸い上げるように、私たちは、消化した食べ物から栄養素を吸収して生きています。

人体に栄養をもたらす土壌は、食べ物にほかならないのです。

樹木は、土壌が汚染されたら根っこが腐って倒れてしまいます。

同様に、私たちの体も、土壌に当たる食べ物が腸の中で腐敗していると、病気になってしまいます。

また、樹木の根が腐って枯れたら、いくら豊かな土壌からも栄養が吸収できないのと同じで、腸が病気になってしまうとしっかり栄養を取り込むことができません。

その「体の根っこ」である腸が、最も欲している栄養素が食物繊維なのです。

体の根っこから健康になるのが「寒天健康法」である

食物繊維は、植物性食品に幅広く含まれていますが、中でも最も豊富に含有しているのが寒天です。

食物繊維が快便のもとであることはよく知られているとおりで、それだけでも、寒天を毎日たっぷり食べるべき大きな理由といえます。

私たちが、快便を健康の尺度にしているのは、たまたまではありません。

快便をもたらす食物繊維の作用を考えれば、それがよくわかるでしょう。

食物繊維は、腸内の善玉菌を増やし、彼らの援けで短鎖脂肪酸に変わって、体の「防御液」である粘液になります。

そして、腸の健康を保つことで肥満を防ぎ、血圧、血糖値を安定させ、血中脂質のバランスを改善して生活習慣病の予防・改善に大きな役割を発揮します。

食物繊維をたくさん摂っている人は、血液もサラサラになり、頭のキレがよくなり、体の中からきれいになって、美肌などの美容効果も得ることができます。

病気にならず、元気で若々しく生きていくには、食物繊維をモリモリ食べて、腸をきれいにすればよいのです。

今回は、皆さんにそうした素晴らしい生き方を選んでいただくために、「寒天健康法」を訴えてきました。

先ほども述べたように、宇宙には因果の法則があります。

私たち人間の営みも生命も、すべてその法則の下にあり、健康状態は食生活をはじめとする生活習慣の結果なのです。

私が行っている治療法や、皆さんにおすすめする健康法も、その法則に則ったものであり、行き当たりばったりの対症療法ではありません。

人間は、宇宙の法則に合わせて生きていれば、何も怖いものはありません。

ぜひ、道理にかなった食事法である「寒天健康法」を実践し、健康長寿とＰＰＫ（ピンピンコロリ）の役に立てていただきたいと思います。

おわりに

食物繊維不足の日本人へ

今回のテーマは、いわば、食物繊維食の素晴らしさと必要性です。

食物繊維食は20世紀に入るとすっかり失われてしまいました。ドイツのミュンヘン大学の生理学教授のカール・フォン・フォイトが1880年頃に「動物性たんぱく質（肉）を1日105グラム食べると健康になる」などと言い出し、肉食を広めたからです。

アメリカ人の弟子のW・アットウォーターは、アメリカに帰って農務省長官（今の農務大臣）になり、この考えをアメリカ人に広めました。アットウォーターは、動物性たんぱく質は1日125グラム食べると健康になると、さらに増やして言い、国民に号令をかけました。１９０２年のことです。

１２５グラムの動物性たんぱく質とは、ステーキなら６００グラム以上という凄まじさです。しかし、農務省長官の言うことは正しいと人々は思ったのでした。そして次第に、アメリカ人は徐々に肉食が増えていきました。

その結果、アメリカでは１９２０年を過ぎてから、心臓病、がん、脳血管疾患、糖尿病が急増していきました。

１９７７年1月、いわゆるマクガバンレポートが発表されました。

この報告は５０００ページにも上りましたが、結論は、アメリカ人の病気は食原病。あまりにも動物性たんぱく質や動物性脂質が多過ぎる。あまりにも砂糖菓子が多過ぎる。あまりにも野菜やフルーツが不足している。あまりにも食物繊維やビタミン、ミネラルが不足している。アメリカ人は20世紀初頭の食事（肉の少ない植物食）に戻るべきだ。先進国ほど異常で不自然な食生活をしている。クスリで病気は治らない。でした。

このマクガバンレポートから、アメリカは少しづつ変わっていきました。ベジタリアン運動やノースモーキング運動が始まったりしたからです。マクガバンレポートは、発表された当初は心ない団体や組織に揉み潰されそうになりましたが、少しづつ評価は回復していきました。

1993年の『チャイナスタディ』の発表以来、牛乳、チーズの害が判明し、牛乳を健康飲料とうたってはいけないとした法律ができました。そのためか最近はニューヨーク市では牛乳は全廃状態になり、ミルクスタンドから姿を消し、かわりにアーモンドミルクやソイミルクやココナッツミルクやカシューナッツミルクなどが置かれて売られているそうです。

また、最近、カリフォルニア州では、公立病院、老人ホーム、入院施設のあるクリニック、刑務所、空港、演奏会場、映画館は、ヴィーガン食（完全ベジタリアン食）を作っておいて提示し選択させなくてはならない、とした法律までできました。

ハンバーガーも、UMAMIバーガーをはじめ、マクドナルドのマックアローチキサンドウィッチのように、動物性抜きの大豆やそら豆でできたハンバーガーまで出現しました。

ヨーロッパもいわゆるヴィーガンブームが根づきだしました。というよりアメリカ以上のヴィーガンブームが到来しつつあるらしいのです。

世界は、かように、どんどん、植物を食べようになっていきました。

なぜ植物食（ヴィーガン）が良いのか？　動物性が悪いのか？

やはり、人間の病気は活性酸素が原因だからでした。

活性酸素は体を酸化させ、腐敗させるものであり、人間は、活性酸素を退治する生活をしないと病気になるのでした。

活性酸素を退治できるものをスカベンジャーといいますが、スカベンジャーは、動物性食物には全くといっていいほどなく、ほとんどは植物性食物に存在していました。動物性たんぱく質摂取は、むしろ活性酸素を大きく増やす悪因子だったのです。

植物性食物の特色には、次のものがあります。

①坑酸化物質が多々ある（坑酸化物質は、酵素、ファイトケミカル、ビタミン、ミネラル他）。

②食物繊維が豊富。

この2つがないものを食べ続けていったら、必ず早々に病気になります。それゆえに、人間は植物を中心に摂る必要があるのです。

今回は、この二大病気退治物質のうち、主に食物繊維にターゲットを絞って書いた本になりました。

皆様はいろんな食物繊維を食べているとは思いますが、それでも足らないと私は思います。

大便は、1日400グラム以上も出していれば、まず、がんになどなりません。しかし、1日400グラムどころか、100グラムも出ない人もいくらでもいます。100グラムしか出なければ、本当に早番がんか、心臓病になります。そういってよいほど、食物繊維による大便出しは必要なのです。

動物性食物の中で、唯一必要とされている魚でも、全く食物繊維はありません。ですから、寿司などをたらふく食べれば、やはり食物繊維不足は免れないのです。

今の日本人は、食物繊維不足の人だらけです。平成元年から現在まで、野菜摂取も食物繊維も年々低下しているのは統計で明らかです。

私は、かような食物繊維不足の日本人にてっとり早く食物繊維を摂る秘訣を提示させていただきました。

それが、細切り寒天や粉寒天を毎日食べることです。

意外と安く、比較的手に入りやすいのも助かります。また、簡単に調理できるのも助かります。

もちろん、寒天ばかりを食べていて、健康になる、などと言うつもりは毛頭ありません。

坑酸化な食材ももちろん必要なのです。

しかし、とにかく、日本人に食物繊維が不足している昨今、細切り寒天と粉寒天の併用ほど健康に向けて有利な食材はないと思います。

どうか、一度、寒天に眼を向けていただきたいし、取り入れていただきたいと念願する次第です。

令和元年7月吉日

鶴見隆史

腸《ちょう》スッキリ！　細切《ほそぎ》り寒天健康法《かんてんけんこうほう》
ボケや生活習慣病《せいかつしゅうかんびょう》を防《ふせ》いで100歳《さい》になってもイキイキ生活《せいかつ》！

著者／鶴見隆史《つるみたかふみ》

2019年8月11日　初版発行

発行者　磐﨑文彰
発行所　株式会社かざひの文庫
〒110-0002　東京都台東区上野桜木2-16-21
電話／FAX 03(6322)3231
e-mail:company@kazahinobunko.com
http://www.kazahinobunko.com

発売元　太陽出版
〒113-0033　東京都文京区本郷4-1-14
電話 03(3814)0471　FAX 03(3814)2366
e-mail:info@taiyoshuppan.net
http://www.taiyoshuppan.net

印　刷　シナノパブリッシングプレス
製　本　井上製本所
装　丁　緒方徹

ISBN978-4-88469-966-6